U0301243

守护父母健康系列

父母牙齿好儿女更安心

老年人口腔保健

主 编｜高丽 周建

副主编｜穆森 牟海滨 李新苗 王维戚

人民卫生出版社

·北京·

图书在版编目（CIP）数据

父母牙齿好，儿女更安心：老年人口腔保健 / 高丽，
周建主编. 一北京：人民卫生出版社，2024.7
ISBN 978-7-117-35838-5

Ⅰ. ①父… Ⅱ. ①高… ②周… Ⅲ. ①老年人 – 口腔
保健 Ⅳ. ①R78

中国国家版本馆 CIP 数据核字（2024）第 021364 号

父母牙齿好，儿女更安心——老年人口腔保健
Fumu Yachi Hao，Ernü Geng Anxin——Laonianren Kouqiang Baojian

主　　编	高　丽　周　建
出版发行	人民卫生出版社（中继线 010-59780011）
地　　址	北京市朝阳区潘家园南里 19 号
邮　　编	100021
E － mail	pmph @ pmph.com
购书热线	010-59787592　010-59787584　010-65264830
印　　刷	北京顶佳世纪印刷有限公司
经　　销	新华书店
开　　本	889×1194　1/32　印张:6.5
字　　数	71 千字
版　　次	2024 年 7 月第 1 版
印　　次	2024 年 8 月第 1 次印刷
标准书号	ISBN 978-7-117-35838-5
定　　价	48.00 元

打击盗版举报电话	010-59787491	E － mail	WQ @ pmph.com
质量问题联系电话	010-59787234	E － mail	zhiliang @ pmph.com
数字融合服务电话	4001118166	E － mail	zengzhi @ pmph.com

编写委员会

主　编　高　丽　周　建

副主编　穆　森　牟海滨　李新苗　王维戚

编　委 （以姓氏笔画为序）

丁明超　空军军医大学（第四军医大学）口腔医院

王　谦　西安交通大学口腔医院

王昱斐　伊春市中心医院

王彦辉　哈尔滨医科大学附属第二医院

王维戚　空军军医大学（第四军医大学）口腔医院

刘　杰　哈尔滨医科大学附属第二医院

刘东旭　哈尔滨医科大学附属第二医院

刘春秀　北安市第一人民医院

齐慧妮　哈尔滨医科大学附属第二医院

闫嘉群　哈尔滨医科大学附属第三医院

牟海滨　哈尔滨医科大学附属第二医院

苏　鑫　哈尔滨医科大学附属第六医院

李新苗　哈尔滨医科大学附属第二医院

李新雨　哈尔滨医科大学附属第二医院

关爱老年口腔健康，
守护父母晚年幸福！

王松灵

王松灵

中国科学院院士　口腔医学专家

序

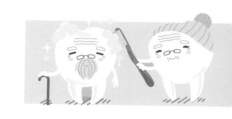

　　人口老龄化是社会发展的必然趋势，追求健康和长寿，是我们中华民族文化中不可缺失的基因，也是每个家庭的老人和儿女的共同愿望。我国已进入老龄化社会，老年人群健康水平的提升是落实积极应对人口老龄化战略与健康中国国家战略的重要举措之一。习近平总书记多次强调"把积极老龄观、健康老龄化理念融入经济社会发展全过程"，并在党的二十大报告中着重提到了"推进健康中国建设""实施积极应对人口老龄化国家战略"。所以，我们要树立积极的健康的老龄观，不要被动地等到人老了，一身病了，失能失智了，才去管，才去治，为时已晚。虽然衰老是一个自然发展的过程，但我们要关口前移，主动把生命全周期管起来，主动维持老年人健康，保持自立自强自理的能力，让儿女们工作安心，让老人体现自身的价值，在为家庭社会作贡献的同时也在快乐自己！

基于此，"守护父母健康系列"图书应运而生，首批出版发行的图书有《父母懂营养，儿女更安心——老年人合理膳食》《父母不跌倒，儿女更安心——老年人防跌倒》《父母少生病，儿女更安心——老年人疫苗接种》《父母牙齿好，儿女更安心——老年人口腔保健》。丛书围绕老年人群的身体与心理特点，将日常易忽视且高发的影响健康的危险因素提炼出来，由医学相关学科的专家们以通俗易懂的科普形式教大家如何去防范，如何维持老年人的功能和健康。未来还会有针对老年人群慢病防治、健康管理等方面的系列图书出版。

本系列图书的出版与时俱进，在我国步

入老龄化的今天，可唤起社会及家庭关注老
年人的健康风险并提高防范意识，把促进积
极老龄观、健康老龄化的理念融入广大人民
群众的思想意识中，融入敬老孝老助力建设
幸福家庭生活中，造福于老年人，为推进健
康中国建设助力！

中国老年医学学会会长
2023 年初于北京

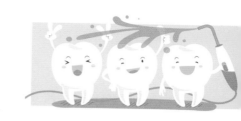

口腔健康是幸福晚年的重要保证，口腔健康状况直接影响老年朋友日常生活甚至身心健康，也是作为子女所担心和关注的重要方面。做好老年人口腔疾病预防、治疗及护理工作，维持老年人口腔健康、保持老年人身心健康、提高老年人的生活质量是我们医护工作者共同的责任和心愿。

随着年龄增长，口腔各器官会出现不同程度的老化，包括器官功能减退、基础代谢降低等，并可能存在不同程度和不同类别的慢性疾病。由于生理、心理和社会经济情况的改变，使老年人摄取的食物量减少，同时由于体力活动减少等原因，可能使老年人食欲减退，此外，由于消化吸收功能减弱，容易发生营养素摄入不均衡，造成营养不良。

因此，维护良好的口腔健康对于老年人摄入足量、均衡的营养，从而促进老年人的全身健康是至关重要的。

由于老年人口腔解剖生理的特殊性，口腔疾病发展变化速度快，口腔自我修复能力减弱，因此，老年人定期检查、洁治等保健措施对维持口腔健康必不可少。我们需要引起老年人对口腔健康检查的重视，特别是在子女不在身边时，老年人更应该关注口腔变化，发现不适症状后要及时就医，做到对疾病早发现、早诊断、早治疗，这将很大程度上提高口腔疾病的治愈率，对严重的口腔疾病亦可以防患于未然。总之，我们既要满足老年人复杂的牙科和医疗需求，保护和促进他们的健康和福祉，又要尽量减少老年人生活质量下降的生存状态。因此，我和其他编委为广大老年朋友撰写了这本口腔健康保健科普书籍，希望能够帮助老年人朋友远离口腔疾病，提高保健意识，不再恐惧就医。

本书共分为五个部分，第一部分通过对我国口腔健康现况的了解，呼吁广大老年人及子女关注口腔健康；第二部分分别讲述了口腔各个解剖部位及对应的疾病，让老年朋友在认识口腔正常结构的同时了解口腔疾病的表现及治疗方法；老年人在面对互联网就医的新时代，就医经常感到吃力，特别是面对口腔各亚专科较多的情况，往往令老年人及子女都十分头疼，在本书的第三部分我们将老年人各种疾病对应科室及就医流程进行归纳总结，希望为老年人就医提供便利，使老年人获得及时、有效、舒适的治疗体验；当然，掌握正确的口腔保健方法十分必要，第四部分就是介绍如何进行口腔健康预防保健的具体措施，提高老年人保健意识；第五部分，我们通过临床调研，总结了老年人最关心的 50 个问题，为老年人答疑解惑。这本书包含了所有参与编写的医护人员在接诊和治疗老年患者的临床经验及对老年人最诚挚的关心，希望对老年朋友提供帮助。

最后，感谢对本书出版给予莫大支持和帮助的同道友人！祝福所有老年朋友都能够安享幸福的晚年生活！

高　丽　周　建

2024 年初春

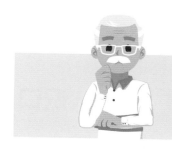

目录

第一讲　健康老人　健康口腔

第一课　老年人须关注口腔健康　002
　一、　老年人口腔健康的重要性　002
　二、　老年人口腔健康标准　004

第二课　我国老年人口腔现状急需改善　006
　一、　失牙情况　006
　二、　口腔疾病情况　009

第三课　老年人口腔健康的影响因素　012
　一、　口腔保健意识薄弱　012
　二、　不良习惯　013
　三、　增龄性变化　015
　四、　全身疾病的影响　015

第二讲 认识口腔 了解疾病

第一课 牙体牙髓篇——小牙齿，大作用 018

一、 认识牙齿 018

（一）牙齿结构 018

（二）牙齿的分工 020

（三）牙齿的增龄性变化 022

（四）牙齿与全身 022

（五）健康老年"8020"计划 023

二、 牙齿相关疾病 024

（一）酸倒牙——磨损磨耗／

楔状缺损 024

（二）虫牙、蛀牙——龋齿 028

（三）"要命的牙疼"——牙髓炎 032

（四）起脓包——根尖周炎 034

（五）咬合痛——牙隐裂 036

第二课 牙周组织篇——薄牙周，莫小瞧 038

一、 认识牙周 039

（一）牙周组成 040

（二）牙周的增龄性变化 043

二、　牙周组织疾病　045

（一）刷牙出血——牙龈炎　046

（二）老掉牙——牙周炎　048

（三）牙周脓肿　050

（四）牙龈瘤　051

（五）牙龈增生　052

三、　牙周健康与全身健康　055

第三课　**口腔黏膜篇——面积大，花样多**　058

一、　认识口腔黏膜　058

（一）唇　060

（二）颊黏膜　061

（三）舌　062

（四）口底黏膜　066

（五）腭黏膜　067

（六）牙龈黏膜　069

二、　口腔黏膜疾病　070

（一）口腔溃疡、口疮　070

（二）创伤性血疱　074

（三）白色网纹——扁平苔藓　076

（四）口腔白斑　079

（五）白色伪膜——真菌感染　　082

（六）烧灼感——灼口综合征　　086

第四课　　**牙齿修复篇**　　090

一、　认识"义齿"　　091

（一）固定义齿　　092

（二）可摘局部义齿　　093

（三）隐形义齿　　094

（四）全口义齿　　095

（五）种植牙　　096

二、　了解种植牙　　097

（一）种植牙的基本原理　　098

（二）种植牙的适应证　　098

（三）种植牙的过程　　098

（四）种植牙的优点和缺点　　101

三、　义齿的维护保养　　103

第五课　　**口腔肿瘤篇**　　105

一、　肿瘤发生的病因　　106

二、　好发的部位　　108

三、　临床表现　　108

四、 治疗方法   109

五、 "三早"原则：
      早发现、早诊断、早治疗   110

第六课 口腔炎症篇   112
  一、 颌面部间隙感染   112
  二、 颌骨骨髓炎   115

第三讲 就医流程及注意事项

第一课 就医流程   118

第二课 治疗前后注意事项   123

第四讲 口腔预防保健

第一课 增强预防保健意识   128
  一、 树立正确的口腔保健观念   128
  二、 提高自我口腔保健能力   130
  三、 恢复口腔基本功能   131

四、　定期口腔检查　　　　　　　132

五、　积极治疗全身疾病　　　　　132

六、　失能老人的护理　　　　　　133

第二课　**日常保健措施**　　　　　　134

一、　如何正确刷牙　　　　　　　134

二、　为什么要使用牙线和牙间隙刷　137

三、　您定期洗牙了吗　　　　　　138

第三课　**避免不良生活习惯**　　　　140

一、　烟酒对口腔健康的危害　　　140

（一）吸烟对口腔的影响　　　140

（二）酒精对口腔的影响　　　142

二、　过硬过烫食物的危害　　　　143

（一）过硬食物的危害　　　　143

（二）过烫食物的危害　　　　144

三、　咀嚼槟榔的危害　　　　　　145

（一）嚼槟榔危害多　　　　　145

（二）远离槟榔，远离口腔癌　146

第四课　**定期口腔检查非常必要**　　147

口腔检查的主要内容　　　　　147

第五讲 口腔健康常见 50 问

1. 一天刷几次牙合适 150
2. 老年人可以参加哪些口腔保健活动 150
3. 扁平苔藓病损是否可以累及口腔以外的部位 150
4. 口腔扁平苔藓有传染性吗 150
5. 口腔白斑病就是口腔癌吗 151
6. 为什么年龄大了牙齿变得稀疏，牙缝变大了 151
7. 牙医说我有牙周病，为什么我没有感觉 152
8. 牙周病应该怎么治疗 152
9. 洗牙损害牙齿吗 153
10. 多长时间洗一次牙合适 153
11. 洗完牙后我的牙都松了，为什么 154
12. 洗完牙我的牙遇冷热疼，为什么 154
13. 为什么我的牙齿总是一块块掉渣 154
14. 老年人龋病有什么特点 155
15. 发现龋齿该怎么办 155

16. 害怕补牙疼痛怎么办　　　　　　　156

17. 补牙后，牙齿为什么会变黑　　　　156

18. 我的牙经常起脓包，医生说我牙神
    经坏死了、牙根发炎了，为什么我
    却从来没感觉疼　　　　　　　　　157

19. 牙神经坏死了没什么感觉，就不用
    治疗了，行不行　　　　　　　　　157

20. 牙劈裂了该怎么办　　　　　　　　158

21. 拔牙很痛苦吗　　　　　　　　　　158

22. 拔牙前应注意什么　　　　　　　　158

23. 拔牙有年龄限制吗？我 80 多岁了还
    能拔牙吗　　　　　　　　　　　　159

24. 患有什么疾病的人不能拔牙　　　　160

25. 拔牙后该注意些什么　　　　　　　161

26. 下午不能拔牙，否则会血流不止，
    是这样吗　　　　　　　　　　　　161

27. 拔牙后可能出现什么问题　　　　　162

28. 我的牙不好，全拔了镶全口行不行　165

29. 我的牙疼了、松动了，直接拔掉，
    行吗　　　　　　　　　　　　　　165

30. 想镶牙，都有哪些修复方法可以选择 166

31. 拔牙后多久能镶牙 166

32. 想镶牙应该挂什么号 167

33. 固定假牙和可摘假牙有什么不一样，
有什么优缺点 167

34. 戴可摘假牙需要注意些什么 167

35. 哪些牙齿在根管治疗后应该做全冠
修复 167

36. 固定义齿修复患者该注意什么 168

37. 假牙比真牙更好用吗 168

38. 戴上假牙总是恶心怎么办 168

39. 老年患者佩戴活动假牙后总是痛，
不敢咬合怎么办 169

40. 佩戴活动假牙后总是松动脱落怎么办 169

41. 全口假牙应该多久更换一次 169

42. 全口假牙戴不住，重镶还是不行，
该怎么办 170

43. 什么是生物功能性义齿 170

44. 牙颈部缺损，有的漏神经甚至折断
是什么原因 171

45. 老年人挂钩老是疼痛，不敢大张嘴，
    开口异响及受限，什么病　172

46. 为什么有的脑梗老人爱掉下巴　173

47. 掉下巴了该怎么办　173

48. 什么是三叉神经痛　174

49. 三叉神经痛如何治疗　174

50. 为什么老年女性容易口干、舌头发
    红疼痛　175

参考文献　177

健康老人
健康口腔

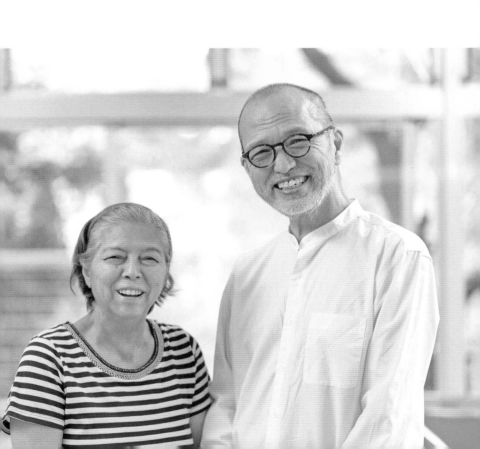

第一课　老年人须关注口腔健康

一、老年人口腔健康的重要性

随着社会的进步以及人们医疗保健水平的不断提高，人类的平均寿命普遍延长。根据世界卫生组织（World Health Organization，WHO）提出的老年人划分标准，60～74 岁的人为年轻老人，75～89 岁的人为高龄老人，90 岁以上为长寿老人。在我国，《中华人民共和国老年人权益保障法》规定，年满 60 周岁的中华人民共和国公民都属于老年人。根据 2021 年第七次全国人口普查结果，中国 60 岁及以上人口为 26 402 万人，占全国人口比重 18.70%，其中 65 岁以上人口为 19 064 万人，占 13.50%，我国的人口老龄化日益加重，老年人的群体越来越庞大。

　　随着年龄的增长，老年人机体各项生理状况均会发生相应的增龄性变化，口腔相关的各种组织器官也会发生相应的衰退表现，口腔健康状况随之出现不同问题，如龋病、牙周病、口腔黏膜病、牙列缺损、牙列缺失甚至肿瘤等。

　　不容忽视的是，口腔健康状况会直接影响老年人的日常生活甚至身心健康！因此，做好老年人口腔疾病的预防、治疗及护理等保健工作，对维持老年人的口腔健康从而保持老年人的身心健康、提高老年人的生活质量具有重要意义。

全国人口年龄构成

年龄	人口数 / 人	比重 / %
总计	1 411 778 724	100.00
0 ~ 14 岁	253 383 938	17.95
15 ~ 59 岁	894 376 020	63.35

年龄	人口数 / 人	比重 / %
60 岁及以上	264 018 766	18.70
其中：65 岁及以上	190 635 280	13.50

注：内容来自第七次全国人口普查公报。

二、老年人口腔健康标准

口腔健康是全身健康的重要组成部分。WHO 于 1981 年制定的口腔健康标准是"牙齿清洁、无龋洞、无疼痛感、牙龈颜色正常、无出血现象"，之后于 2001 年提出了"8020"计划，即 80 岁的老人至少应该有 20 颗功能牙（能够正常咀嚼食物、不松动的牙），从而维持最基本的口腔功能状态。根据我国口腔卫生保健工作、临床实践以及第四次全国口腔流行病学调查报告的结果，我国学者于 2019 年提出了老年人口腔健康的十项指标，供大家参考研讨和口腔卫生健康知识普及。十项指标具体如下。

1. 牙齿清洁。

2. 无龋洞。

3. 无疼痛感。

4. 牙齿和牙龈颜色正常。

5. 无出血现象。

6. 牙齿排列整齐。

7. 不塞牙。

8. 无缺牙。

9. 咬合舒适。

10. 无口臭。

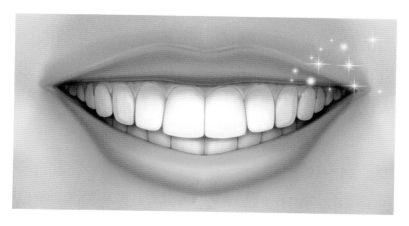

健康口腔

第二课 我国老年人口腔现状急需改善

一、失牙情况

第四次全国口腔流行病学调查结果显示，全国 65～74 岁年龄组平均存留牙数为 22.50 颗，全口无牙颌率为 4.5%。其中有缺牙未修复的比例高达 47.7%。与第三次全国口腔流行病调查结果相比，我国老年人的口腔健康状况虽然得到了一定的改善，但总体形势依然严峻。**造成老年人牙齿缺失的原因有很多，但龋病和牙周病仍然是引起牙齿缺失的主要原因。**

龋病是在以细菌为主的多种因素影响下，牙体硬组织发生慢性进行性破坏性的一种疾病，WHO 曾将龋病列为继心血管疾病和肿瘤后危害人类健康的第三大疾病之一。

第四次全国口腔流行病学调查结果显示，全国 65～74 岁年龄组恒牙患龋率 98%，恒牙龋均 13.33，其中所患龋齿中龋、失、补构成比分别为 25%、71.3%、3.7%；65～74 岁年龄组恒牙根龋的患病率为 61.9%，龋均为 2.64，其中龋、补构成比为 97%、3%。以上数据大家可能看得不是很懂，其表明，老年人龋病患病率较高，其中根面龋更为多见，但不论是恒牙龋坏还是根面龋，其治疗率均较低，严重地影响了老年人的口腔健康甚至全身健康。老年人龋病高发的原因与其口腔卫生习惯、饮食习惯以及接受治疗情况等关系密切，而根面龋高发与牙周病关系密切。

　　牙周病是指发生在牙周支持组织（牙龈、牙周膜、牙槽骨和牙骨质）的疾病，包括牙龈病和牙周炎两大类。牙周病也是口腔最主要的疾病之一，其患病率随着年龄的增长而逐渐升高。牙周病不但是引起牙齿缺失的主要原因之一，还与全身多种疾病相关，随着我国进入老龄化社会，牙周病已经成为我们面临的重要问题之一。第四次全国口腔流行病学调查结果显示，全国 65～74 岁年龄组的牙周健康率仅为 9.3%，与第三次全国口腔流行病学调查结果相比，虽然平均存留牙数和无牙颌比例均略有好转，但总体牙周健康比例呈下降趋势，因此，老年人的牙周问题仍然比较严重。老年人的牙周组织破坏多数是长期牙周炎导致的结果。目前的研究表明，吸烟是牙周病的全身促进因素，在老年牙周病患者中有吸烟习惯者高达 23.6%，其平均吸烟时间高达 38 年；除吸烟外，糖尿病、骨质疏松症等老年人常见病亦是牙周病的全身促进因素。

老年人因各种原因导致牙列缺损、牙列缺失后，其义齿修复情况亦不容乐观。据第四次全国口腔流行病学调查结果显示，65～74岁年龄组中，18.3%的人牙列完整，26.3%有固定义齿修复，20.4%有可摘局部义齿修复，5.3%有全口义齿修复，0.3%有种植义齿，13.1%有非正规义齿，47.7%有未修复的缺失牙；其中农村居民缺牙未修复率（51.3%）高于城市居民（44.2%），非正规义齿修复率农村（15.2%）也高于城市（10.9%）。义齿修复状况直接影响老年人的咬合功能以及咀嚼效率，继而影响其全身状况乃至生活质量。

二、口腔疾病情况

随着年龄的增长，口腔黏膜的结构和功能均发生增龄性变化，例如口腔黏膜上皮层逐渐变薄、过度角化，黏膜的上皮屏障功能降低、对外界刺激的防御功能下降、受损后的修复功能也相应降低；此外，随着年龄的增长，唾液腺功能也逐渐衰退，唾液分泌功能减弱，容易出现口干、黏膜烧灼感等。因此，老年人是口腔黏膜病的高发人群。

第四次全国口腔流行病学调查结果显示，全国 65 ~ 74 岁年龄组的口腔黏膜异常检出率为 6 455 人 /10 万人，城市高于农村，男性高于女性。其中常见的口腔黏膜溃疡、扁平苔藓、白斑、念珠菌病的检出率分别为 1 693 人 /10 万人、654 人 /10 万人、384 人 /10 万人、23 人 /10 万人。此外，灼口综合征也是老年人群中比较多见的疾病之一，特别是老年期女性更易患此病，其主要表现是口腔黏膜疼痛，以舌烧灼样疼痛为最常见的临床症状。一项对青岛市 2 308 名门诊就诊老人的流行病学调查显示，灼口综合征的发生率约为 6.85%（158 人 /2 308 人）。

口腔黏膜病的发生会严重影响患者的生活质量以及全身健康状况，部分疾病甚至会发生癌变。例如口腔白斑被认为是最常见的癌前病变之一，其癌变率在 5% 左右，口腔扁平苔藓亦是常见的癌前状态之一。因此，对各年龄段人群的口腔黏膜状态均应加强关注。

在口腔颌面部肿瘤中，因包含囊肿和瘤样病变，所以良性肿瘤多于恶性肿瘤，但老年人由于其自身特点，易罹患各种口腔颌面部肿瘤，尤其是恶性肿瘤。1990—2019 年，我国口腔癌发病率、死亡率均呈上升趋势，且发病率、死亡率随年龄增长亦呈上升趋势，70 岁以上人群发病率、死亡率达到高峰。我国 2020 年新近的发布报告估计，2015 年我国约有 429 万例新发癌症病例和 281 万癌症死亡病例，其中口腔癌新发病例约为 48 100 例，死亡 22 100 例，分别占所有新发癌症病例和死亡病例的 1.12% 和 0.79%。

口腔方面，老年人罹患肿瘤以良性肿瘤多见，其中口腔黏膜上皮来源良性肿瘤约占口腔颌面部肿瘤的 30%，其中牙龈瘤、血管瘤和乳头状瘤占比较高；腺源性良性肿瘤以多形性腺瘤多见，多发生于腮腺。良性肿瘤一般预后较好，但如累及重要部位亦可出现相应症状，如累及神经则出现麻木、疼痛、感觉异常等症状，累及咀嚼肌则引起开闭口障碍，影响咀嚼功能等。良性肿瘤的治疗以早期手术彻底切除为主要原则。

第三课　老年人口腔健康的影响因素

一、口腔保健意识薄弱

老年人的口腔健康状况与自我口腔保健意识关系十分密切，很多老年人不重视自身的口腔健康，甚至存在"老掉牙是正常的""不用每天都刷牙或者每天刷一次牙就够了""牙疼不是病"等错误的观念。**第四次全国口腔流行病学调查结果显示，在65～74岁年龄组中，有30.9%的人从未看过牙**，未就医的原因主要是认为其自身牙齿没有问题以及牙病不重。

二、不良习惯

老年人不良口腔健康习惯可分为不良口腔卫生习惯、不良饮食习惯、长期吸烟饮酒等不良嗜好。

刷牙是最基本、最重要的自我口腔保健方法，但是很多老年人没有掌握正确的刷牙方式，而且存在刷牙频率不足、没有使用牙线等辅助口腔清洁手段习惯等问题。第四次全国口腔流行病学调查结果显示，**80.9%的老年人每天刷牙，但每天刷牙2次及以上的**

老年人仅有 30.1%，每天使用牙线的老年人仅有 0.8%。

良好的营养状况对于口腔健康乃至全身健康的保持非常重要，很多老人面临缺牙以及牙齿松动的问题，可能影响其膳食营养状态，因此，应积极修复口腔缺牙等问题，恢复口腔健康状况以保持其基本功能。

此外，老年人的饮食结构与青壮年应有不同，例如应该更加注重对钙、铁等矿物质以及维生素的摄入，合理安排膳食，保持营养均衡。

许多老年人有长期吸烟和饮酒的不良嗜好，目前临床普遍认为，吸烟是引起牙周病发生和发展的重要危险因素之一，烟草中的致癌物质直接"攻击"口腔黏膜上皮细胞，是引起口腔癌的危险因素之一；吸烟与饮酒相互之间存在协同作用，使口腔癌发生的危险性增加。

三、增龄性变化

随着年龄的增长，老年人各器官功能逐渐减退，组织再生及修复能力减弱，机体免疫防御能力降低，这些原因导致老年人在面对各种疾病时防御能力下降，更容易罹患各种疾病。

四、全身疾病的影响

口腔疾病与全身疾病息息相关，例如牙周病与糖尿病互为高危因素，口腔内幽门螺杆菌与消化道疾病息息相关，口腔内的致病菌可以通过血液循环引起细菌性心内膜炎、菌血症等全身感染性疾病。

小结

口腔健康是全身健康的重要组成部分，也是全身健康的基础，老年人的口腔健康状况尤为重要，因为其直接关系到老年人的晚年生活质量和生命质量。因此，老年人应改变陈旧观念，树立正确、积极的口腔健康理念，养成良好的口腔卫生习惯，掌握正确的自我口腔保健手段，学习口腔疾病的基本防治知识，定期进行口腔健康检查，做好自己口腔健康的第一责任人。

认识口腔
了解疾病

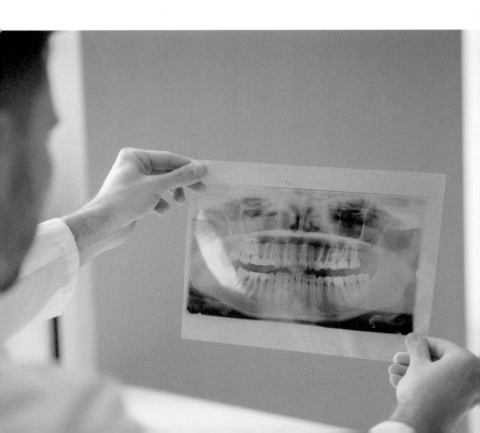

第一课　**牙体牙髓篇——**
小牙齿，大作用

　　牙齿作为咀嚼的重要器官和工具，经过漫长岁月的无数次形态的演化，其功能已从单一的咀嚼功能，扩展到维持面部形态、协助发音等更复杂的功能。随着社会的发展进步，保存完整牙列已经成为一种高级生活意识。

一、认识牙齿

（一）牙齿结构

　　一颗牙齿从外部形态观察，可分为牙冠、牙根、牙颈部三部分。

　　牙冠被牙釉质覆盖，是牙体暴露在口腔中的部分。牙根是埋藏在牙槽骨内，牙冠颈部以下的结构。如果把一颗牙齿比喻成一棵树，牙根就像树根，起到了稳固支撑的作用，同时，进出牙根的血管、淋巴也为牙齿提供了养分以及抵御外界病菌侵犯的作用。牙颈部作为牙冠与牙根过渡的部分，对应牙齿与牙龈交接处，也是牙齿较薄弱的位置。

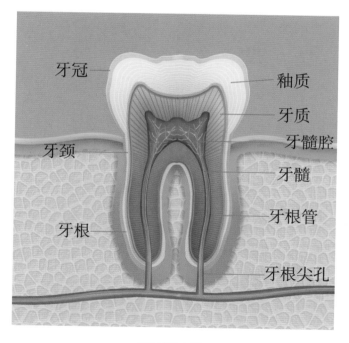

牙齿结构

剖开一颗牙齿，从外到内依次为牙釉质、牙本质、牙髓，在牙根部分还包裹着另外一层牙骨质结构。牙釉质是牙冠最外一层，是人体"制造"的最硬的材料。牙釉质硬度仅次于水晶。在牙齿的中央部位空腔内为牙髓组织，具有丰富的神经组织，受到任何来源的刺激都会产生痛觉。

（二）牙齿的分工

每颗牙齿在口腔中都有自己的使命，食物进入口腔后就像进入了一间工厂，从大块直至食糜粉末。恒牙从前至后依次为切牙 8 颗、尖牙 4 颗、前磨牙 8 颗、磨牙 8 颗。

切牙位于唇部后方，结构简单，像铲子一样具有切割功能，可以将食物切成小块，转送到口腔后部。

在切牙旁边伫立着 4 颗圆锥形态的牙齿，称为尖牙，俗称"虎牙"，在食物的咀嚼中起撕裂穿透的功能，是口腔中最为粗壮的牙齿。

尖牙后方呈现方形的牙齿是前磨牙，没有尖牙的形态尖锐，负责协助尖牙撕裂和捣碎食物。在牙弓的最后方，有8颗较大的磨牙，咬合面宽大，表面沟壑。上磨牙牙尖对应下磨牙沟窝，以方便磨碎、磨细食物，是食物进入咽部的最后工序。

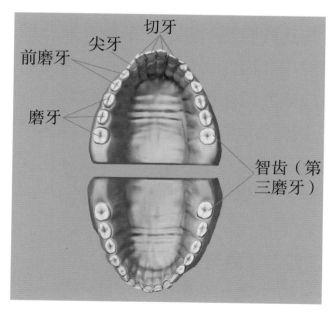

牙齿的分工

（三）牙齿的增龄性变化

拥有一口健康的牙齿，是优质生活的保障。年轻时牙釉质呈白色半透明，表面光亮，随着年龄的增长，有机物进入牙釉质后，老年人的牙釉质颜色变深、通透度降低，呈现黄色。在牙齿萌出之后，随着我们对食物的咀嚼摩擦，牙釉质每天都在丧失，这种磨耗是生理性的。

在这种磨耗基础上，额外反复摩擦、高强度使用牙齿，比如磨牙、习惯性咀嚼硬物等会造成牙齿的磨损。随着年龄增长，牙龈存在生理性和病理性萎缩，牙冠暴露在口腔中的部分越来越多，在一些严重牙周疾病的患者中，甚至可以见到部分牙根。

（四）牙齿与全身

牙齿功能与全身情况息息相关，完善的咀嚼系统可以使食物得到充分"加工"后进入消化系统，为身体提供方便吸收的营养及能量源。

同时，完整的前牙区也为发音提供了条件，前牙缺失时，齿音和唇齿音都会受到很大影响。

牙齿也是面部支撑的一部分，缺牙区在一定程度上也会影响面部表情，使得面部显得苍老。

（五）健康老年"8020"计划

人口老龄化是社会发展和科学进步的必然趋势。龋病、牙周病是造成牙齿早期拔除或脱落的主要原因。"8020"计划指出，80岁的老人应该至少保证存在20颗具有功能性的牙齿，通过延长牙齿的寿命保障生命质量。

请大家记住"8020"这四个数字。

二、牙齿相关疾病

随着年纪的增长，老年朋友们的牙齿通常会出现各种各样的问题，为了让老年朋友们更好地了解牙齿，保护牙齿，下面介绍一些牙齿经常出现的疾病。

（一）酸倒牙——磨损磨耗 / 楔状缺损

1. 磨耗和磨损

自从牙齿萌出，建立咬合关系后，我们每天都在使用牙齿。除了正常的咀嚼功能，额外的反复、高强度摩擦所造成的牙齿硬组织丧失，称为磨损。因牙齿使用时间长，老年人的牙齿磨损发生率几乎为 100%。

（1）造成磨损的因素

①饮食习惯：长期吃坚硬、粗糙食物的人群，如通常所说的"瓜子牙"，就是典型的牙齿磨损，嗑着嗑着瓜子就出现了 V 形缺损，是长期的高强度重复、固定位置的运

动，导致了磨损的形成。

②刷牙习惯：使用过硬刷毛的牙刷，含有大颗粒摩擦剂的牙膏，横向刷牙及刷牙力量过大均可成为牙体硬组织的"杀手"，造成牙体硬组织快速丧失。

③不良咬合习惯：用牙齿开酒瓶盖、习惯使用牙齿咬硬物、夜磨牙等，都会造成牙齿区域位置的磨损。

④年龄增长：随着时间积累，磨耗造成的硬组织缺损增多。唾液腺的增龄变化，导致唾液分泌量减少，降低了牙齿表面的润滑作用，从而产生磨损。

"生活那么苦，咬咬牙可能会更辛苦"，因为后槽牙使用率较前牙高，磨损也表现得多于前牙。当磨损牙硬组织达到牙本质层时，造成牙本质敏感，酸痛症状也随之而来。磨损引起的牙齿垂直高度降低，也会导致颞下颌关节疾病。

（2）牙齿磨耗怎么办

对于磨耗，我们首先应该从自身角度去除病因。改变饮食习惯，避免长期反复咀嚼过硬的食物。同时，采取正确的刷牙方式、应用软硬适中的牙刷也很重要，避免"水滴石穿、绳锯木断"的效应。

如磨耗严重，我们需要及时就医。对于敏感症状明显的人群，可以应用对应的脱敏手段。牙齿外形缺损严重的，通过调磨、树脂填充、嵌体，甚至烤瓷牙、全瓷牙的方式对牙冠进行修复，恢复牙齿的咬合关系，让牙齿形成正常的功能。有夜磨牙的人群，佩戴咬合垫保护，也是一种常见的治疗措施。

2. 楔状缺损

王叔叔今年 50 岁，平时习惯横着刷牙，觉得越大力刷牙，才能刷得越干净，近 2 个月喝凉水及刷牙时开始感觉牙齿疼痛不适，吃东西时碰到牙齿酸软无力，甚至吸一口凉气时，都会敏感不适。自行张口检查时发现多颗牙齿接近牙龈的位置有环形的"坑"，用指甲刮也会酸痛不已。于是来到医院就诊，检查发现多数牙齿颈部硬组织缺损，医生诊断为"牙齿楔状缺损"，告知王叔叔要改刷牙习惯，像拉锯一样横向刷牙是不对的，讲解了正确的刷牙方式，同时在医院修补了多颗由于不正确刷牙导致的牙齿缺损。

楔状缺损与我们之前提到的"磨耗"有相似之处，但也具有其自身的特点，是中老年人常见的牙齿疾病，50岁以后患病率可高达90%。

（1）发生楔状缺损的病因

①刷牙方式不正确。横向刷牙产生的机械摩擦导致牙颈部硬组织缓慢缺失。

②牙颈部是单颗牙齿的应力集中区。老年人口中常见牙齿缺失，导致余留牙齿应力集中加大，加速了破坏的形成。

③爱喝碳酸饮料的人群，发生楔状缺损的概率较高。牙颈部长期处于酸性环境中发生脱矿，从而更易受到外界机械摩擦的破坏。

④牙颈部是牙齿的薄弱部位。中老年人常伴有牙龈萎缩，致使此部位更大范围暴露在口腔环境中，更易导致楔状缺损的形成。

（2）怎样预防和治疗楔状缺损

横向刷牙是导致楔状缺损的首要病因。因此，首先应使用正确的刷牙方法，如巴氏刷牙法。同时，使用中软毛牙刷、细摩擦剂的牙膏。有牙本质敏感症状时，如果缺损不深，可先行脱敏治疗。缺损较深未穿髓可行充填治疗。缺损达到牙髓或伴有根尖病灶时，可行相应根管治疗。缺损较大时应行桩冠修复。

（二）虫牙、蛀牙——龋齿

龋病是牙体硬组织在细菌为主的多种因

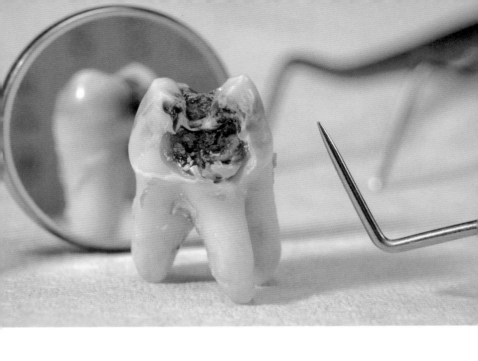

素下，慢性进行性破坏的一种疾病。平时我们称为"虫牙""蛀牙"等。根据龋坏的进展程度，又可分为浅龋、中龋、深龋。由于老年人常常发生牙龈萎缩，导致牙根暴露于口腔环境中，牙根清洁难度的加大使得老年人常在牙根上发生龋坏，因此，**根面龋也是老年人口腔常见疾病之一**。

1. 浅龋

龋坏只局限在牙釉质或牙骨质内。患者通常无进食疼痛等临床症状，常因发现牙齿变色而就诊。浅龋大部分发生在咬合面窝沟点隙位置。老年人浅龋往往和茶渍、色素混合在一起。

2. 中龋

当龋坏侵犯到牙本质浅层时，患者往往开始有自觉症状。牙本质构造上有许多小管样结构，易于细菌入侵。当牙本质受到细菌感染破坏后，脱矿并发生颜色变化，呈现深褐色。此时龋坏牙齿对冷、热、酸、甜食物敏感，尤其对冷、热敏感。

3. 深龋

由于早期没有得到积极的治疗，龋损发展到了牙本质深层。此时，当食物进入窝洞内，或牙齿遇到冷、热等外界刺激时，患牙会产生剧烈疼痛。

深龋的龋洞往往类似"花瓶"样结构：表面洞口很小，洞内病损很深。这是由于牙齿内部牙本质结构较牙釉质更容易遭受细菌的入侵；而且由于组织结构特点，深层牙体组织更容易被大范围破坏。这也是为什么医生去腐备洞（所谓的钻牙）后，窝洞通常比我们自己发现的龋洞更大的原因。

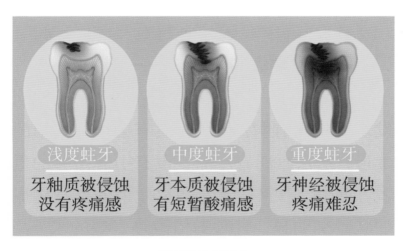

| 浅度蛀牙 | 中度蛀牙 | 重度蛀牙 |
| 牙釉质被侵蚀 没有疼痛感 | 牙本质被侵蚀 有短暂酸痛感 | 牙神经被侵蚀 疼痛难忍 |

龋损的发展

老年人的龋损症状往往不及年轻人明显，这可能与修复性牙本质的形成、老年人牙髓发生退行性变导致牙髓活力降低有关系。**深龋是牙齿从龋病发展成牙髓炎的最后**

阶段，也是一颗"鲜活"牙齿的最后防线。"**小洞不补，大洞吃苦**"，**牙齿有蛀牙时应该尽早充填修补**，不能因为没有症状而拖延，毕竟龋病没有自愈性，龋洞会逐步变大变深——莫待龋病发展成牙髓炎才后悔莫及。

（三）"要命的牙疼"——牙髓炎

老陈最近一直被牙齿疼痛困扰，几年前发现后槽牙有洞，但一直没有去填补缺损的牙齿，吃东西偶有疼痛也没有引起足够的重视。近 1 个月来，老陈感觉牙齿的自发疼痛症状越加明显，有时喝稍微热一些的水，甚至吸一口凉气都会疼痛，进食时更是出现了不易缓解的牙痛，尤其是晚上睡觉，躺在床上后就出现剧烈牙痛无法睡觉，还常伴有偏侧头痛，吃止痛药或者消炎药基本没有什么效果。这让老陈很担心。在一段时间的痛苦折磨后，老陈预约了牙体牙髓科的医生，在详细口腔检查和拍片后，医生告知老陈，由于没有及时补牙，感染已经侵犯到了牙髓，现在的症状是急性牙髓炎的表现。在进行了根管治疗的初始治疗后，老陈牙痛症状基本缓解，头痛的症状也消失了，晚上终于可以睡一个安稳觉了。老陈的亲身经历告诉大家看牙一定要趁早，否则症状加重的同时，还要接受更复杂的治疗，治疗周期以及花费都会增加，而且有时也会影响患牙的总体预后。

牙髓炎是牙髓组织受到感染发生的炎症性疾病，炎症的过程会导致髓腔内压力增大，产生剧烈疼痛。俗话说"牙疼不是病，疼起来要人命"，说的正是牙髓炎的症状。

但是大家常说的"牙疼不是病"是错误的，牙疼其实就是病，应该抓紧看医生。这种疼痛往往难以通过药物解除，须及时将髓腔开放，才可缓解疼痛。牙髓炎不仅仅是深龋进一步发展，中老年人随着年龄增加，免疫功能下降，机体抵抗外界刺激能力变弱，又因磨损、缺损使得牙本质暴露，更易于细菌的侵入，从而产生牙髓炎症状。

得了牙髓炎怎么办？

积极治疗龋齿、正确有效的刷牙、定期检查口腔是牙髓炎最好的预防措施。

牙髓炎的治疗首先要去除疼痛及不适症状，评估患牙保留价值，以治疗后是否可以恢复咀嚼功能作为判断。根管治疗是目前最有效的治疗手段，完善的根管治疗对牙髓炎的治疗至关重要，根管治疗后往往还需要选择全冠或高嵌体进行修复，以保护剩余牙体组织。

（四）起脓包——根尖周炎

龙阿姨最近一段时间被牙龈上的小脓包所困扰。5 年前因为牙齿疼痛，在医院检查，诊断为"深龋"，龙阿姨觉得不是什么严重的问题，并没有及时处理。过后的

2～3 年，牙齿出现了疼痛，伴随半边脸部肿胀疼痛。龙阿姨吃了些消炎药，觉得忍了一忍就过去了。后来牙齿疼痛减轻了，但对应牙龈位置却出现了一个小脓包。时而鼓起来时而消退，牙齿也是反复疼痛。当来医院详细地检查和拍片后，被告知患牙已经从龋坏发展成了根尖周炎，需要进行根管治疗。

当牙髓炎症进一步向深部发展侵害到根尖周围组织时，导致根周组织的破坏，形成根尖周炎。根尖周炎患者常常伴有间断性疼痛，甚至面颊部肿胀，身体发热，当牙龈出现脓包时，肿痛情况可能会有所缓解，但此时往往意味着脓液已穿通根尖周围组织，达到黏膜下排脓，造成比较大的根尖周围软组织及骨组织的破坏。

根尖周炎根据临床发病情况可分为急性和慢性。急性根尖周炎多以咬合痛为主要症状，咬紧牙齿可产生剧烈疼痛，不敢咀嚼食物。牙齿有浮起感，感觉牙齿长出来一截，有时候还伴随着牙齿松动。如果急性根尖周炎没有得到有效的控制，可能会转归成慢性根尖周炎。慢性根尖周炎疼痛常不明显，患者可能会发现牙龈上反复出现脓包，这也常常是就诊的主要原因。

得了根尖周炎怎么办?

根尖周炎多为牙髓炎症引起，当牙髓疾病治愈后，大部分根尖周疾病可恢复。对于急性根尖周炎，首先需处理剧烈疼痛症状，建立引流通道，必要时可服用抗生素。待急性炎症控制后，通过完善的根管治疗，控制根尖病灶，使得根尖病变停止。但根尖周围组织破坏过大或者牙齿本身破坏严重，可能考虑拔除患牙。

（五）咬合痛——牙隐裂

苏先生是一位夜宵爱好者，一周几乎一

半的夜晚会在大排档吃小龙虾、喝啤酒，并且喜欢吃硬的食物，他有一绝技——牙齿起啤酒盖，被朋友们称为"行走的开瓶器"。近2个月，苏先生感觉一侧的牙齿咀嚼到硬东西时就会疼痛，咬东西不敢使劲儿。在医院检查时，并没有发现明显的蛀牙，但医生在苏医生的一侧磨牙上发现了一道裂痕，叩击牙齿和探到裂痕缝隙处时，都会让苏先生疼痛不已，最终诊断为"牙隐裂"。

牙隐裂是指牙冠表面由于某些因素导致的细微裂纹，是导致中老年人牙齿劈裂而丧失的主要原因。隐裂就像一块有裂痕的玻璃，随着敲击，裂痕就会走向更深的地方，直至整块玻璃裂开。牙隐裂的裂纹随着咀嚼运动，从釉质直到牙髓腔，最终可导致牙齿劈裂。

得了牙隐裂怎么办？

发现牙隐裂时，应该及时调整咬合关系，避免隐裂牙齿与对应牙齿过多接触。当隐裂较浅，没有波及牙髓时，可以通过补牙的方式，进行树脂充填。当隐裂达到牙齿深层损伤到了牙髓神经时，就需要在调磨牙齿后对牙齿行根管治疗，并及早完成冠修复以保护牙齿。在治疗全程一定要注意避免咬食硬物。

老年朋友在日常生活中一定要注意减少进食过硬食物，更要避免把牙齿当成工具使用；及时调磨过陡的牙尖，并且修复缺失牙；如果有夜磨牙或者紧咬牙习惯，一定要及早干预。通过给牙齿减负，才能减少牙隐裂的发生概率。

第二课　牙周组织篇——薄牙周，莫小瞧

牙周组织是包绕在牙齿外的软硬组织的统称，包括牙龈、牙槽骨、牙周膜和牙骨

质。它们包绕在牙齿外，对牙齿起着固定和支持的作用。如果把牙齿比作一棵树，那么牙槽骨就像是坚实的土壤，牙周膜则像是细小的根须，牙龈是覆盖在土壤表面的植被，而牙骨质则像是伸出根须的根皮。树不能离开土壤，牙齿也依赖于牙周组织才能长期保留于口腔内。

一、认识牙周

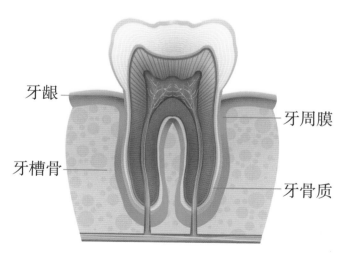

牙龈

牙周膜

牙槽骨

牙骨质

牙周组织

（一）牙周组成

1. 牙龈

俗称"牙床""牙花子"，是覆盖在牙槽骨表面及牙齿颈部周围的坚韧的黏膜组织，也是正常状态下，我们唯一能直观看到的牙周组织。

健康的牙龈是粉红色的，质地比较坚韧，紧贴着牙齿和牙槽骨的表面，一般分为游离龈、附着龈和龈乳头三个部分。我们可以对照镜子观察我们的牙龈，它并不是平齐的，而是像波浪一样高低起伏。在相邻两颗牙之间的牙龈比较高耸，充满两颗牙齿的间隙，这便是龈乳头。在两个相邻龈乳头之间的牙龈高度略低，呈弧形包绕牙颈部。牙龈在健康状态下比较致密坚韧，可以增强对进食过程中机械摩擦力的抵抗，并且对牙龈内部的牙槽骨起保护作用。

当我们去牙周科就诊时，医生常会用一

个带有刻度的探针探查牙龈，总能听到医生提到"龈沟"和"牙周袋"，那么"龈沟"和"牙周袋"究竟是什么呢？

所谓"龈沟"，是因为牙龈上端与牙面之间不是紧密的附着关系，两者之间存在浅沟，这个浅沟相当于我们自身与外界微生物"交战"的场所，沟内既有我们的免疫细胞，也有外界的细菌等致病产物，交战的结果将影响牙周组织疾病的走向。如果龈沟加深超过正常深度，我们便称之为"牙周袋"，牙周袋越深说明炎症越严重，往往意味着"战场"扩大化，甚至已经累及牙龈深部的牙槽骨，出现牙槽骨吸收。

2. 牙周膜

牙周膜是牙根和牙槽骨之间的薄层而有韧性的软组织，我们并不能直观地看到它的存在，但是可以把它想象成牙根和牙槽骨之间的一层软组织垫子。这个垫子由无数条纤

维构成，这些纤维一端埋在牙根中，另一端
埋进牙槽骨中，如同一条条细小的绳子，将
牙齿牢牢固定在牙槽窝中，在咀嚼过程中起
到缓冲作用，从而减少牙齿与牙槽骨间的
"硬碰硬"。

3. 牙槽骨

顾名思义，"牙槽骨"就是包绕牙根，
对牙齿起支持和固定作用的部分上下颌骨。
健康的牙槽骨应该包绕几乎全部的牙根，然
而当发生牙周炎症时，牙槽骨的高度、密度
都会降低，牙槽骨无法再提供足够的支持、
固定作用，牙齿便会出现松动。这也是牙齿
松动的主要原因。

4. 牙骨质

牙骨质是覆盖在牙根牙本质表面的一层
硬组织，密度与骨相似。与其他三种牙周组
织不同，牙骨质除了是牙周组织的一部分，
也属于牙齿的一部分，但是牙骨质对于牙齿

的稳固、咀嚼力的传递也具有一定的作用。因为牙周膜纤维有一端埋在牙骨质内，所以牙骨质也起到保持牙齿稳固的作用。此外，牙骨质也可以参与牙周病变的发生与修复过程中，当发生牙周炎时，除了要清除根面附着的牙石，同时也要去除病变的牙骨质，从而彻底去除牙周的刺激物，以达到控制炎症的目的。

（二）牙周的增龄性变化

增龄性变化是一个自然的、缓慢的、进行性的衰老过程。随着年龄的增加，我们身体的诸多组织都会发生变化，牙周组织当然也不例外。

老年人往往存在骨质疏松症、血运不足、代谢降低等问题，牙槽骨在这些因素的影响下可能会发生少量的吸收，牙龈也会随之萎缩，暴露靠近牙颈部的根面，从而使牙齿出现敏感。但是这种增龄性变化非常缓慢，是随着年龄的增加自然出现的，我们大可不必过分担心，只需要定期进行牙周检查，保持口腔卫生即可。如果出现牙齿敏感的问题，也可以到口腔医院进行脱敏治疗。

老年人常常用"老掉牙"来形容自己年事已高，但其实"老掉牙"并不是增龄性变化的缘故。老年人自理能力减退，同时对口腔健康的认识不足，口腔卫生往往较差，长期的牙周炎导致牙槽骨大量吸收，而出现牙齿脱落，这才是"老掉牙"的真正原因。为了预防"老掉牙"，让老年人能够更加舒适地享受老年生活，就需要我们认识并了解牙周组织及牙周组织疾病，维护好口腔卫生的同时，定期进行口腔检查，从而为我们的牙齿提供长久稳固的支持。

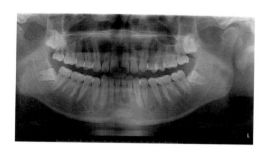

健康牙槽骨的曲面断层片

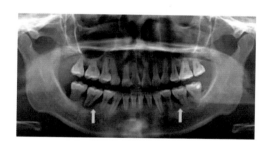

牙周炎牙槽骨的曲面断层片

二、牙周组织疾病

当牙周组织发生疾病时，往往会体现在生活中我们容易忽略的一些小细节上，例如刷牙时牙龈出血、咬硬物（如苹果）时出血、晨起口内有血腥味等。这些都提示着我们的牙周组织可能存在炎症。如果我们继续任其发展，久而久之，便会出现牙齿松动、咀嚼无力，甚至牙齿自行脱落的情况，严重影响我们的生活质量。

（一）刷牙出血——牙龈炎

很多人在刷牙时有出血情况，也有很多人在啃食苹果时，发现果肉上残留有血迹，这些出血一般来自牙龈炎症。当牙龈出现炎症时，牙龈会变得非常脆弱，极易在受到刺激时发生出血。牙龈出血也是慢性牙龈炎最常见的直观表现。

健康的牙龈是粉红色且质地坚韧的，当发生牙龈炎时，除了牙龈出血，牙龈的颜色、质地、形态都会发生改变。牙龈颜色不再是粉红色，而是变成了鲜红色或者暗红色，质地变色松软，也会出现一些水肿和增生，某些牙龈炎症还会盖过部分牙冠。在临床检查时，探诊出血，探诊深度也会增加，但是牙齿没有明显松动，这是区别牙龈炎和牙周炎的重要依据。

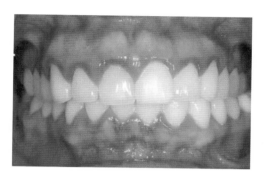

慢性牙龈炎

得了牙龈炎怎么办

牙龈炎患者进行治疗往往能取得非常好的疗效。通常医生会通过龈上洁治术去除患者口腔内的菌斑和牙石，配合一些药物治疗，牙龈炎症会慢慢消退，恢复健康的状态。但值得注意的是，牙周组织疾病的疗效更多取决于患者自身的维护情况，要求患者自己掌握控制菌斑的有效方法，如巴氏刷牙法、牙线的使用方法等。如果患者不能有效控制菌斑，牙龈炎是非常容易复发的。

（二）老掉牙——牙周炎

如果牙齿出现了松动情况，表明牙周疾病可能已经发展到了慢性牙周炎阶段！大多数的慢性牙周炎是因为牙龈炎没有得到及时有效的控制，炎症从牙龈软组织进一步向深层次发展累及到牙槽骨，牙槽骨吸收导致牙齿松动，甚至脱落。

慢性牙周炎与慢性牙龈炎的病因相同，都是因为牙菌斑引起的。不同的是牙周炎虽然在任何年龄段都可发病，但是在 35 岁以后的发病率明显升高，这可能与其发展比较缓慢有关，所以牙周炎也是老年人应该格外注意的口腔问题。另外，老年人往往患有一些系统性疾病，特别是糖尿病，已有研究表明糖尿病与牙周炎的关系密切，对于患有糖尿病的老年人更应该关注牙周的问题。

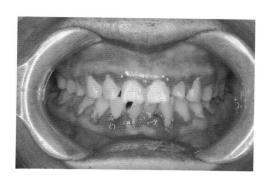

牙周炎

患了牙周炎怎么办

与慢性牙龈炎的治疗相同，慢性牙周炎的治疗也是以去除菌斑、牙石这些刺激物为主。但不同的是，除了常规的口腔卫生宣教和龈上洁治术之外，还需要通过龈下刮治术去除牙周袋内的龈下牙石。龈上洁治术和龈下刮治术都属于牙周基础治疗。基础治疗后4～6周复诊，如果发现有病变控制不佳的位点，可能需要进行牙周手术治疗。松动的牙齿在进行完善的牙周治疗后，松动度可能会有所改善，但是也无法恢复健康牙周组织的稳固。根据情况可通过牙周夹板的方式将松动牙固定。因为牙槽骨的吸收难以恢复，所以牙周炎的预后不及牙龈炎，加强自我口腔卫生维护以及定期复查尤为重要。

（三）牙周脓肿

牙周脓肿是慢性牙周炎发展到晚期出现的一种伴发症状，是一种位于牙周袋壁的局限性化脓性炎症，一般是急性过程。

牙周脓肿可能与牙周袋内的化脓性炎症得不到排脓有关，机体免疫力降低时也容易发生，特别是在糖尿病患者中。

牙周脓肿一般发生于个别牙的龈缘处，呈椭圆形或者半球状，有时摸上去感觉里面有液体，病变部位的牙龈发红、水肿、表面光亮，且疼痛较为明显。

对于急性期的牙周脓肿，需要及时到口腔科就诊，在局麻下建立引流通道，将脓液排出，防止感染扩散，并去除大块龈下牙石或清除局部刺激物，同时也可配合局部牙周袋上药和全身抗生素治疗。合并糖尿病的患者，需加强对血糖的控制。

（四）牙龈瘤

牙龈瘤是发生在牙龈乳头上的炎症性、反应性瘤样增生物，虽然叫作"牙龈瘤"，但并不是真正的肿瘤，是因为牙石、食物嵌塞或者不良修复体等因素的长期刺激而导致的牙龈的增生。

牙龈瘤一般发生于单个牙，呈圆球形或者椭圆形，有时表面会"分瓣"，常有"根"与牙龈相连，但也可以没有"根"。如果患牙龈瘤的时间过长，则会发生牙槽骨的吸收，出现牙齿松动、移位。

　　牙龈瘤的主要治疗方法是手术切除，切除瘤体的同时还需去除病变累及的牙骨质及牙槽骨，否则极易复发。在手术之前还需要进行牙周基础治疗，控制已有的炎症。而对于反复发作的牙龈瘤，则需要通过拔除累及患牙，防止复发。

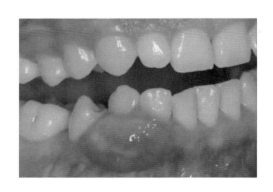

牙龈瘤

（五）牙龈增生

　　药物性牙龈增生在老年人中比较多见，一般发生在患有基础疾病且需要长期服药的患者中，如高血压、癫痫等。临床上引起药物性牙龈增生比较常见的药物包括控制高血压的地平类药物、治疗癫痫的苯妥英钠以及免疫抑制剂环孢素等。

药物性牙龈增生常发生于全口牙龈，以前牙区为重。初起时，增生位于牙龈乳头，呈小球状突出于牙龈表面，继而向周围龈缘方向扩展，增生的牙龈甚至盖过部分牙冠，严重时可影响进食，也影响美观。药物性牙龈增生常在原本牙龈炎或者慢性牙周炎的基础上发生，因此，临床上常常既可以看到坚韧的球形增生的牙龈，又可以看到鲜红色或者暗红色的炎性牙龈，可发生牙龈出血，甚至牙齿松动。药物性牙龈增生由于牙龈肿胀，失去正常的牙龈形态，可进一步导致食物残渣及细菌堆积，加重原本的组织炎症。

通过以上我们了解到，药物性牙龈增生虽然与长期服药有关，但也是在牙周组织炎症的基础上发生的。因此，在治疗上，如果是症状较轻的药物性牙龈增生，通过牙周基础治疗去除牙石等刺激物，坚持做好口腔卫生的维护，增生的牙龈常可好转甚至消退。但是对于症状严重的患者，以及牙周基础治疗后牙龈形态仍不能恢复正常的患者，则需要通过牙周手术重新对牙龈外形修整。另外，也可到心内科就诊，更换降压药，避免使用能够导致牙龈增生的药物，但能否更换药物还是要以心内科医生建议为准。

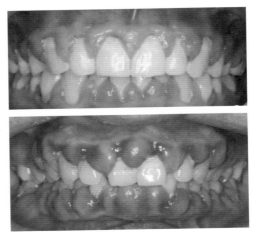

药物性牙龈增生

三、牙周健康与全身健康

近年，越来越多的证据表明，牙周组织健康与全身健康息息相关，牙周疾病不仅仅局限在口腔部位，还可以通过多种炎症介质的释放入血进而影响全身系统性疾病的发生发展及治疗，反过来**全身性疾病也会影响牙周组织的健康**。

糖尿病是目前已经证实的与牙周病关系最为密切的全身疾病。大量证据表明牙周组

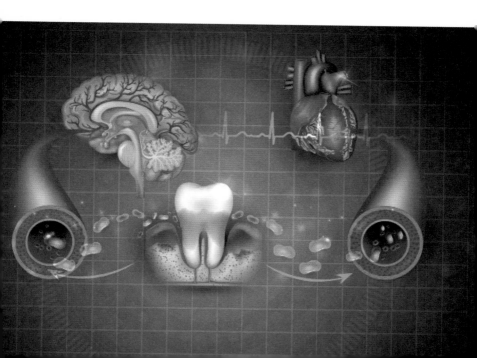

织发生炎症后会引起胰岛素抵抗，进而影响血糖的控制。而糖尿病作为牙周炎的危险因素，也可促进牙周炎症的加重，目前，**牙周病已经被列入糖尿病的第六大并发症**。所以，对于患有糖尿病的老年人来说，在控制好血糖的同时，也要积极维护口腔健康，保持牙齿牙周的健康也有助于血糖的控制。

除糖尿病以外，心脑血管疾病也是影响老年人健康的重要因素。近年来，不断有研究证据表明，牙周致病菌可通过血液循环到达心脏，从而引起心脏病，牙周炎与冠心病、急性心肌梗死的关系也得到了印证。另外，牙周疾病还可以通过直接或间接的方式影响呼吸系统疾病、阿尔茨海默病、肾脏疾病等的发生发展。**作为免疫力和行动力有所降低的老年人，更需要定期进行口腔检查，关注牙周组织的健康。**

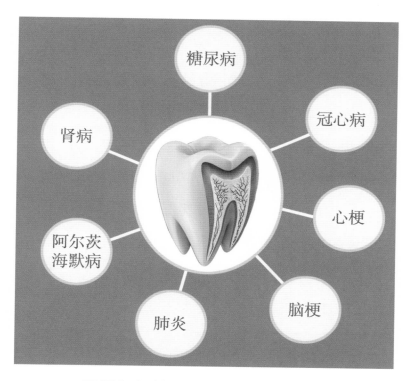

牙周组织健康与全身健康的关系

小结

　　牙周组织疾病多与口腔卫生、牙齿状况等多因素密切相关，老年人随年龄的增加，生活自理能力下降，良好的口腔卫生维护变得困难，更容易罹患牙周组织疾病。加之，老年人常患有糖尿病、高血压、心脏病等系统性疾病，这些疾病对牙周病的进展也可能存在促进作用，因此老年人应更加重视口腔卫生的维护。为了实现"口腔健康，全身健康"的目标，老年朋友应定期到牙周科进行口腔卫生的检查，定期洁牙，拥有健康的牙周组织及一口健康稳固的牙齿，才能更好地享受老年生活。

第三课 口腔黏膜篇——面积大，花样多

一、认识口腔黏膜

口腔黏膜指覆盖在整个口腔，呈粉红色柔软而湿润的组织，包括颊黏膜、唇黏膜、

舌黏膜、腭黏膜、口底黏膜、软腭黏膜等。

　　健康的口腔黏膜往往具备六个特点：粉红、光滑、湿润、柔软、连续和有弹性。随着年龄的增长，口腔黏膜也会出现一系列的"老化现象"，例如黏膜变薄、弹性降低、唾液分泌减少等。下面我们把口腔黏膜按照所在部位，进行详细介绍。

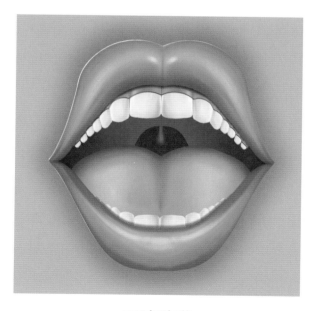

口腔黏膜

（一）唇

我们的嘴唇有许多功能，如吃饭和聊天等都离不开嘴唇的协助，同时它还能够保护我们的牙齿。

为什么我们的嘴唇呈现红色呢？

这是由于唇黏膜透明度较高，下方有许多毛细血管，血管的映衬使得唇红呈现出朱红色。

日常生活中我们的嘴唇常常容易干燥起皮，这是因为唇黏膜下层缺少小唾液腺和皮脂腺，故易干裂。

随着年龄的增长，加上外部环境的刺激，唇部组织中的弹力蛋白和胶原蛋白开始流失，唇部开始出现细纹，唇黏膜变薄、弹性降低。唇部的突出结构，比如唇珠、唇弓等开始变平，口角也渐渐下垂，唇缘的轮廓变得模糊不清。

（二）颊黏膜

颊黏膜是颊部的浅表黏膜，能够感受痛觉、温度、食物粗糙度，健康的颊黏膜外观呈粉色，质地柔软有弹性。

颊黏膜上还有一些有趣的生理结构，常无意中被人们发现，误认为病变。

1. 两侧颊黏膜的白线是黏膜病吗

不是，这条白线有特定的名字，叫"颊白线"，是位于两侧颊黏膜上的灰白色线状隆起。它其实是牙齿长时间咀嚼过程中对颊黏膜挤压、摩擦导致的轻度角化，有的人明显，有的人较轻，位置和上下后牙咬合的缝隙相对应，是正常的生理反应，成年人更常见，一般无自觉症状，也不需要治疗。

2. 颊黏膜的黄色或者白色小颗粒是病变吗

颊黏膜上出现的小米粒样淡黄色小颗粒，可簇拥成片，称为"福代斯斑"，并不是病变。这其实是皮肤中的皮脂腺迷路，生长到颊黏膜上导致的，也被称为"迷脂症"。在唇部也可能出现类似的情况。一般不会引起明显的不适，也无须特殊治疗。

3. 为什么颊部两侧会有一个小疙瘩

平时经常照镜子的朋友可能会发现，我们口腔两侧颊部各有一个小疙瘩，颜色粉红，摸着不痛不痒，这其实是口腔内正常的结构——腮腺导管乳头，人体分泌口水的最大腺体组织（腮腺）的导管开口就在这里，常常和上颌的第二磨牙相对应。健康状态下，在吃东西或轻揉腮腺时，常常可以看到清亮的唾液从腮腺导管乳头流出。

（三）舌

舌在进食、讲话、感知味觉过程中有重要的辅助作用。舌的色、形、质及舌苔的变化一定程度上反映机体的健康状况，也是中医望诊的重要内容之一。健康的舌头往往颜色粉红有光泽、胖瘦适中、柔软灵活、舌苔薄白均匀、干湿适中。有些人在日常生活中有伸舌自检的习惯，经常发现一些容易被大家"误解"的生理结构。

1. 为什么舌根部和舌侧缘会有许多小包

生活中，经常有老年朋友无意间发现舌根部有些小疙瘩，就诊时惊慌不已。实际上，舌根部和舌侧缘的这些小包都是舌部的正常生理结构，叫作"舌乳头"，下面我们来进一步认识一下这些乳头。

（1）丝状乳头：数量最多，但体积小，呈天鹅绒状，几乎遍布整个舌体，是舌苔的主要组成部分，常与食物残渣、唾液、细菌等混杂在一起。当丝状乳头萎缩时，舌面变得光秃。丝状乳头在青年时期最发达，到了老年逐渐变平滑。

（2）菌状乳头：数量较少，丝状乳头

间的"蘑菇状"突起。内含味蕾，有感知味觉的功能。

（3）轮廓乳头：经常被"误解"的舌乳头，位于舌根部，8~12个，在舌根部排成一列，体积较大且轻微突出黏膜表面。

（4）叶状乳头：位于舌侧缘后部，呈5~8条平行排列的皱襞，类似"柳叶状"，也常被老年朋友误认为舌根出现了"裂口"。正常时此乳头不明显，炎症时可出现肿痛不适。

当然，老年朋友很难自己确定这些"小疙瘩"是否为生理结构，应及时请医生帮忙检查进行明确诊断，而且定期进行口腔检查十分必要。

我们平时吃东西觉得津津有味而不是寡淡无味，主要是因为口腔里有感知味觉的感受器，叫"味蕾"，主要分布在轮廓乳头的深沟内、菌状乳头、软腭、会厌等处。根据各种味蕾在舌上分布的位置，可以把味觉"地图"概括成：**尖甜、侧酸、侧前咸，舌根苦味最敏感**。随着年龄的增长，细胞成分萎缩、丧失，舌背黏膜可能出现变薄、弹性减低等变化。味蕾的数量也会减少，导致味觉出现不同程度的退化。特别是对咸味和苦味的感觉明显下降，这使得很多老年人吃饭时"尝不出味道"，喜欢做菜时"多放盐"，其实这种高盐饮食非常不利于我们的机体健康。

2. 为什么老年人舌腹部会出现许多紫色小突起

当我们卷舌上翘的时候，可以看到舌头下面及侧方根部"青筋暴露"，凹凸不平，有很多紫色颗粒状突起，老年朋友常常被这种表现吓到。其实这是随年龄增长，舌腹部静脉血管发生的静脉曲张性小结，目前不认为这种改变与心血管疾病相关。另外，舌系带两侧黏膜延伸出的舌下伞襞，也可以表现为突出黏膜外的皱襞。这些结构往往是舌头在生长发育过程中，黏膜未被身体完全吸收，残余的人体正常组织，不需要任何治疗。

（四）口底黏膜

我们在照镜子时，抬起舌头，舌下方的黏膜为口底黏膜，口底黏膜包含很多解剖结构。患者朋友常无意间发现口底有许多的小疙瘩，让大家既紧张又困惑，这些是什么呢？

舌系带两侧口底黏膜上的两个小突起，叫"舌下肉阜"，是下颌下腺、舌下腺大导管的开口。有的人在进食酸性食物或者抬舌头时，唾液会像"小喷泉"一样从这两个小山丘的开口处"滋"出来。自舌下肉阜向两侧的外后方延伸成一对皱襞，叫作舌下皱襞，它们是舌下腺小导管的开口，也具有分泌唾液的功能。因此，口底的这些"小疙瘩"——舌下肉阜和舌下皱襞都是正常的生理结构，往往两侧对称分布。

（五）腭黏膜

上颚将口腔和鼻腔分隔开，在吞咽食物和说话发声中有重要的作用。分为前 2/3 的硬腭和后 1/3 的软腭。

1. 硬腭

硬腭黏膜，表面呈浅粉红色，质地坚韧，吃东西时不会随咀嚼食物来回移动，因此在食物冲击上颚的过程中，硬腭黏膜能够承受一定的压力和摩擦力。

硬腭同样存在着一些特殊的生理结构，常使患者朋友误以为是病变，产生担心情绪。

（1）门牙中缝后面常常舔到一个小小的突起，是肿物吗

这可不是什么肿物，它的学名叫"切牙

乳头"。里面藏着切牙孔的神经，能够掌控上颚前半部分的感觉。在吃硬物摩擦到切牙乳头时能明显感觉到疼痛与肿胀。

（2）为什么舌头舔上颚前部有许多"小楞楞"

这些"小楞楞"学名叫作"腭皱襞"，位于硬腭前部，自腭中缝前部向两侧发出多条接近平行的软组织嵴，形状不规则。它可以增加黏膜与食物的接触面积，帮助唾液与食物混合，有助于消化吸收。并且，在制作活动义齿时，能够增加义齿的固位力。

2. 软腭

软腭在硬腭后缘，并向后延伸。其后缘中间有垂向下方的突起，形状像一个倒立的小山丘，叫作"悬雍垂"。软腭黏膜比硬腭黏膜更柔软平滑，活动性更好。另外软腭包含很多血管、唾液腺，还有味蕾分布。

（六）牙龈黏膜

牙龈属于咀嚼黏膜的一种，和硬腭黏膜类似，能够直接附着在深部骨组织上，不能移动，富含胶原纤维束，能够承担咀嚼压力和摩擦力。牙龈黏膜将在牙周组织知识篇作详细介绍。

小结

不同部位的口腔黏膜有其独特的结构，从而发挥不同的作用。总的来说，口腔黏膜除了具有感觉功能外，还可以通过阻挡病菌以及其他理化刺激进入到口腔深层组织，起到一定的保护口腔的作用；同时口腔黏膜上有丰富的小唾液腺，可以辅助分泌唾液，进而湿润口腔。

由于年纪增长，老年朋友相比年轻时细胞成分减少以及唾液分泌量减少，会出现黏膜变薄、苍白的现象。还有人会感到口腔变得干燥、粗糙，黏膜缺乏弹性，甚至影响说话和咀嚼食物。这需要去医院进行系统的口腔黏膜检查及相关检查之后，才能确定是生理增龄性变还是病理性改变。

二、口腔黏膜疾病

（一）口腔溃疡、口疮

复发性口腔溃疡，又称"复发性阿弗他溃疡"，是最常见的口腔黏膜溃疡类疾病。由于疼痛明显，严重影响老年人的进食及生活质量。本病俗称"口疮"，临床表现为"黄、红、凹、痛"，即溃疡表面有一层黄色的假膜覆盖、周围黏膜充血发红、溃疡中央凹陷、疼痛明显。

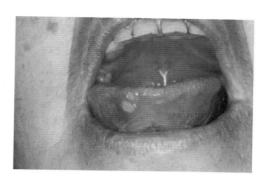

复发性口腔溃疡

溃疡常反复发作，数量一个或多个不等，一般部位不固定，往往 1～2 周可愈合，两次发作的间隔时间从几天到几个月不等，严重者此起彼伏。根据溃疡的大小、数量和愈合时间，可分为轻型、重型（又称"腺周口疮"）及疱疹样口腔溃疡三种类型。

1. 复发性口腔溃疡是怎么引起的？是因为缺乏维生素、微量元素吗

许多人认为"口疮"是由于体内缺乏某种微量元素，如缺锌或铁等引起。但目前致病机制仍不明确，由多因素综合作用导致，

可能与以下几项有关。

（1）免疫功能紊乱。

（2）遗传因素。

（3）心理压力大。

（4）系统性疾病如心、肝、肾等慢性疾病。

（5）微量元素或维生素缺乏，如缺乏铁、锌、B族维生素、叶酸等。

由此可见，营养缺乏只是复发性口腔溃疡众多诱因中的一项，单纯补充微量元素或维生素往往不能起到很好的治疗效果。

2. 复发性口腔溃疡会不会癌变

复发性口腔溃疡患者常有恐癌等心理问题，时常焦虑，这会使溃疡进一步加重。其实，复发性口腔溃疡具有自愈性，一般2周内可自愈，通常不会发生癌变。

但如遇到以下情况应及时寻求医生帮助：口腔溃疡频繁发作，严重影响生活质量；单个溃疡长期不愈（2周以上甚至数月），应及时就诊排除癌性溃疡的可能；口腔溃疡同时伴有长期疲乏感、腹痛、发热、眼部不适、皮疹或生殖器等部位溃疡。

3. 复发性口腔溃疡该怎么治疗？含白酒，抹蜂胶、蜂蜜有用吗

该病与多种致病因素相关，目前治疗主要通过外用药及口服药来缓解症状及降低发作频次，尚无特效药及根治办法。笔者建议在医生指导下使用药物，不要自行口含白酒、涂抹维生素C或蜂蜜等进行治疗。临床工作中常见到患者使用上述方法后，不仅溃疡没好转，反而灼伤了黏膜。

4. 怎样才能预防复发性口腔溃疡

我们建议老年人朋友做好溃疡发作的个人记录，尽量寻找与溃疡发作相关的生活习惯、饮食习惯等，从而加以纠正，预防复发。此外，还应尽量做到以下几点。

（1）营养均衡，少食粗糙、过烫、腌制及辛辣刺激性食物，避免烟酒刺激。

（2）去除残根残冠，避免不良修复体，减少锐利的牙尖或修复体边缘、义齿基托等对口腔黏膜的刺激。

（3）积极治疗其他系统性疾病。

（4）保证良好的睡眠质量和时间。

（5）保持乐观精神，注意自我情绪调节，避免焦虑紧张。家人也应该增强对老年人的关心，保持愉悦的心情也能减缓复发性口腔溃疡的发作。

（二）创伤性血疱

创伤性血疱是指因食用过烫食物、咀嚼大块干硬食物或吞咽过快、咬伤等导致口腔黏膜出现的血疱，又叫"黏膜血疱"。

因急食、擦伤引起的血疱多位于软腭和软硬腭交界处。血疱常迅速扩大，疼痛不明显，可有异物感。初起疱液是鲜红色，后逐渐变为紫黑色，疱壁很薄，容易破裂。破裂后黏膜创面暴露，常疼痛明显，甚至影响吞咽。

创伤性血疱该如何治疗与预防

在排除血液系统疾病的前提下，对较大未破的血疱可用消毒针筒抽取疱血，或刺破疱壁放去瘀血。对较小血疱可暂不予处理，待其自然吸收。对已破溃的血疱可用消毒手术剪刀修整残余疱壁，然后对遗留的破溃面进行局部药物治疗。若创伤性血疱破溃后创面较大，可配合超声雾化治疗及止痛制剂。

要注意，切勿自行在家用牙签或未消毒的针头刺破血疱，一旦造成感染将得不偿失。

在预防方面，建议您培养良好的进食习惯，细嚼慢咽，**避免进食过烫、过硬的食物**。当血疱过大影响呼吸时应及时前往医院，刺破血疱，以防窒息。

（三）白色网纹——扁平苔藓

口腔扁平苔藓是一种慢性炎症性黏膜病，它在口腔黏膜病中患病率仅次于复发性口腔溃疡，长期的病损给患者造成了很大的心理负担。

1. 口腔扁平苔藓长什么样

典型的病损：口腔黏膜上出现白色花纹或斑片，大多左右对称，以颊黏膜最为常见。大部分患者有疼痛、粗糙不适等症状。严重的可能影响患者正常进食。而"恐癌"心理则会增加患者的心理负担。

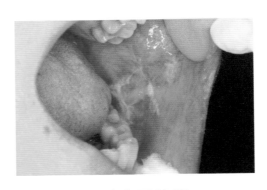

口腔扁平苔藓

2. 口腔扁平苔藓怎么发生的

目前，口腔扁平苔藓的病因尚不明确，可能与多种因素相关，如免疫因素、精神因素、内分泌因素、遗传因素等，其他如丙肝病毒感染、微循环障碍、消化道功能紊乱、微量元素缺乏等。具体的发病机制还有待科学家们进一步研究。心理因素在疾病的发生发展过程中越来越受到重视，研究发现超一半的患者有精神创伤史，心理异常可能导致或加重患者的机体功能紊乱。

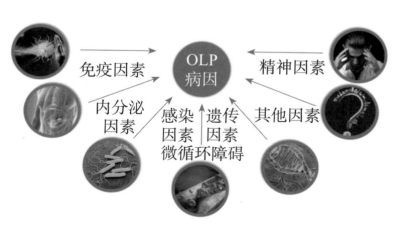

口腔扁平苔藓发病因素

目前，**世界卫生组织已将口腔扁平苔藓列为癌前病变**。当口腔扁平苔藓患者长期处于黏膜溃烂状态，且经久不愈时，可能会出现恶变的情况。恶变率在 0.4%～2.0%。警示我们老年朋友，当嘴里出现口腔扁平苔藓时，应及时就医，并且遵医嘱定期复查。切勿因不在意而延误病情。

3. 如何治疗和预防口腔扁平苔藓

口扁平苔藓常反复发作、病情迁延，患者朋友需要遵医嘱定期复查，根据情况进一步调整治疗方案，切勿"三天打鱼，两天晒网"，否则会导致疾病反复发作。

治疗通常包括局部治疗、全身治疗、物理治疗、心理治疗等方法。同时，应注意戒烟忌酒；注意营养搭配，避免辛辣刺激性食物；维护好口腔卫生，定期洗牙，去除口腔内不良修复体、充填物、残根残冠等局部刺激因素；生活中要保持良好的睡眠及情绪，积极乐观的心理状态更有助于疾病的恢复及症状的缓解，必要时应就诊于心理门诊进行相关治疗。患者朋友不必因此过度焦虑，经过正规的治疗往往可以取得不错的效果。

（四）口腔白斑

临床上常有患者无意间发现口腔黏膜出现白色斑块，有的患者不以为意，而越来越多的患者担心是白斑而惶恐不安，那么白斑到底是什么？

1. 什么是口腔白斑病

口腔白斑病是发生于口腔黏膜上以白色为主的损害，不能擦去，也不能诊断为其他可定义的损害。口腔白斑病的诊断需根据临床表现和病理表现作出综合性判断才能完成。如果有一些白色病损在去除局部刺激因素后消退了，那就不在白斑的范畴了。

口腔白斑病可发生在口腔的任何部位，其

中牙龈、颊部及舌部为白斑高发区。患者可无症状或自觉局部粗糙、木涩，较周围黏膜硬。伴有溃疡或癌变时可出现自发痛或刺激痛。

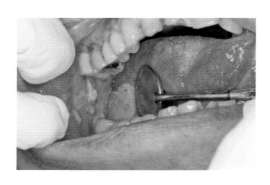

口腔白斑

2. 哪些因素可能导致口腔白斑病的发生

（1）局部刺激因素：烟草，口腔白斑病的发生率与吸烟史的长短及吸烟量成正比；乙醇；其他刺激，如酸辣刺激或过热食物、嚼槟榔、牙齿不均匀磨损后形成的锐尖利缘、残根残冠、牙结石等均可刺伤口腔黏膜，形成口腔白斑病。

（2）感染因素：念珠菌感染可导致发生在口角区域的白斑，有研究认为念珠菌感染在口腔癌变中发挥重要作用；人乳头瘤病毒感染。

（3）全身因素：包括微量元素缺乏，维生素 A、维生素 E 缺乏，微循环障碍，遗传易感性等。

3. 哪些人容易得口腔白斑病

一般长期吸烟、饮酒以及口内有局部刺激的人易患口腔白斑病。但不吸烟的女性患者出现白斑更应引起重视。

4. 如何预防及治疗口腔白斑病

口腔白斑目前没有根治的方法，患者朋友一定及早就医明确诊断。生活中要戒除吸烟饮酒、喜吃辛辣刺激性食物、咀嚼槟榔等不良习惯；到医院去除残根、残冠及不良修复体、清理牙石后，严格遵医嘱用药，定期监测和预防癌变最为重要；经保守治疗后仍未见明显好转或有恶变倾向者，应及时手术切除并活检（组织病理检查，看是否有癌变）。在治疗过程中保持良好的心态，避免焦虑、抑郁及恐癌心理。

（五）白色伪膜——真菌感染

口腔念珠菌病，是一种常见的口腔黏膜真菌感染性疾病。念珠菌感染口腔后，患者常出现口干、口腔灼烧痛、味觉减退等症状。若不能及时正确诊断、积极治疗，将对患者的生活质量造成较大影响。长期不愈的念珠菌感染还可能增加口腔黏膜癌变的风险。因此，老年人朋友一定要积极诊治和预防口腔念珠菌感染。

1. 哪些情况可能导致口腔念珠菌病的发生

（1）免疫及内分泌因素：随着年龄增长，老年人机体免疫力下降，对真菌的抵抗力降低。患有糖尿病、恶性肿瘤、干燥综合征、大手术后、放疗后的老年人，体质更弱，更易感染念珠菌。

（2）药物及治疗因素：全身或局部大量应用广谱抗生素、糖皮质激素、免疫抑制剂，服用有口干副作用的药物等。

（3）饮食及营养因素：机体缺乏铁、叶酸、维生素 B_{12}、维生素 A，食物含糖量过高等。

（4）口腔局部因素：老年人由于唾液腺萎缩，唾液分泌减少，导致口腔黏膜干燥；活动义齿戴用习惯不良（如夜晚不摘下义齿，义齿清洁不佳等）；口腔黏膜存在损伤；口腔卫生差，吸烟酗酒；伴有白斑、扁平苔藓等口腔黏膜病，都会增加口腔念珠菌感染的可能。

2. 口腔念珠菌病有哪些表现

总体来讲，该病可发生在口腔黏膜任何

部位，主要表现为白色凝乳状斑膜，周围的黏膜充血发红。发生在舌背可表现为舌乳头萎缩，还可发生在口角、唇红部及皮肤表面。由于诱发因素、感染人群和病程不同，口腔念珠菌病可呈现出不同的临床类型，患者应及时就医检查和诊治。

　　有一类特殊的念珠菌病，因好发于佩戴活动义齿的老年人，又称"义齿性口炎"。表现为义齿基托对应的黏膜萎缩充血，形成界限明显的红斑。这类患者常有夜间不摘义齿的习惯。

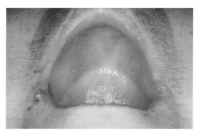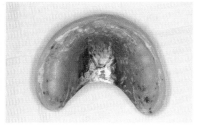

义齿相关性口腔念珠菌感染

增殖型念珠菌病具有恶变潜能，对于长期慢性感染的老年人应提高警惕，争取早期活检，以明确诊断。

3. 口腔念珠菌病会传染吗？会发生癌变吗

口腔念珠菌病属于机会性感染，虽然念珠菌可以通过唾液传播，但身体健康的人对其有天然的抵抗力，一般不会感染。

如果家中有婴幼儿、老人或免疫力低下者，需特别注意防范，应采用分餐制，碗筷和食物分开使用。

4. 口腔念珠菌病该如何治疗及预防

治疗：①选用合适的抗真菌药物；②严格遵医嘱使用抗生素、糖皮质激素，给口腔菌群平衡创造条件；③改善口腔环境，使口腔 pH 偏碱性。

日常生活中老年朋友应注意加强口腔卫生，定期做牙周基础治疗，戒除吸烟饮酒等不良习惯。对于佩戴活动义齿的老年朋友，应在每顿饭后和晚上睡觉前摘下义齿，清洗干净，浸泡在 3%～5% 碳酸氢钠溶液中，并注意义齿的重衬和更换。患有内分泌紊乱、免疫功能异常及营养缺乏等问题的人群，应积极检查治疗。

（六）烧灼感——灼口综合征

灼口综合征是一种表现为口腔黏膜烧灼样疼痛，但不伴有明显口内临床损害体征及组织学改变的良性病变。以女性多见，在更年期或绝经期前后期妇女中发病率高。

主要症状：舌部为主的口腔黏膜出现烧灼感。疼痛往往具有两大特点：①晨轻晚重，清晨时几乎感觉不到疼痛，一到了晚上症状加重；②忙轻闲重：白天劳动或吃饭时症状不明显，甚至消失，闲暇下来症状加重。部分患者还会出现口干、口酸、苦等味觉异常的情况。

1. 哪些因素可能导致灼口综合征的发生

灼口综合征的病因复杂，尚无统一观点。目前认为可能的诱发因素有以下几个方面。

（1）精神因素：可能的诱因包括焦虑、抑郁、遭遇重大打击（如失去工作、亲人患病去世）等，负面情绪往往会加重疾病的症状，有一半以上的患者伴有睡眠障碍。患者常无意中发现舌根处疙疙瘩瘩的轮廓乳头、叶状乳头等，将正常生理结构当成癌症表现，产生恐癌心理，而陷入"伸舌自检→恐慌→再自检→更恐慌→舌痛加重"的恶性循环。

（2）局部因素：残根、残冠、牙结石等局部刺激以及频繁伸舌自检，过度拉伸引起的疼痛。

（3）全身因素：包括更年期综合征、

糖尿病、免疫疾病、维生素和矿物质缺乏，长期滥用抗生素引起菌群失调等。

2. 灼口综合征能自愈吗？常见的治疗方法有哪些

灼口综合征为慢性疾病，病程可持续数年之久。虽然不能在短期内治愈，但有研究显示，口腔症状会随时间的延长而逐渐好转。

治疗主要包括局部处理残冠残根、清除牙结石减少局部刺激因素；控制系统性疾病，包括神经系统病变的治疗；如有睡眠障碍、抑郁情绪等需由专业的心理医生进行心理疏导等。

3. 日常生活中如何缓解灼口综合征的症状

患者在日常生活中不妨做如下尝试。

（1）避免过度关注和频繁伸舌自检，如有担忧应及时就诊。

（2）积极调整心态，及时消除负面情绪。

（3）尽可能保证充足的睡眠。

（4）加强口腔卫生，定期牙周基础治疗，保持义齿清洁。

（5）避免刺激性食物，戒烟酒，注意营养均衡。

小结

想要预防口腔黏膜病的发生，就要保持良好的口腔卫生习惯、注意假牙清洁；同时做到不吸烟不饮酒、避免吃辛辣刺激性食物；并能够定期到医院进行口腔检查与保健。当感觉口腔黏膜不适或发现病变时，应及时到医院就诊。在治疗期间应谨遵医嘱，保持良好的心态和规律的作息，多参加户外运动，增强体魄的同时也放松了心情。

第四课 牙齿修复篇

随着我国口腔卫生事业的发展，居民自我保健意识增强，根据流行病学调查显示，64～75 岁老人的平均存留牙数为 22.5 颗。看到这个结果，数一数自己的牙齿，看看有没有在平均数以下呢？牙列缺失，影响美观及功能，现在牙齿修复有很多种方法，下面就给大家介绍一下。

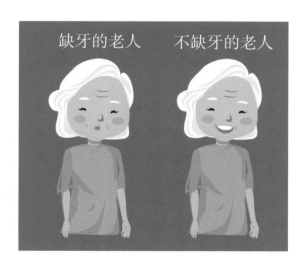

缺牙的老人　　　不缺牙的老人

一、认识"义齿"

列出几种假牙示例图片。

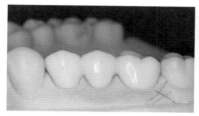

固定义齿

可摘局部义齿

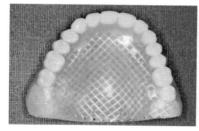

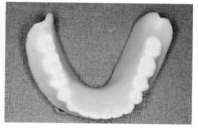

全口义齿

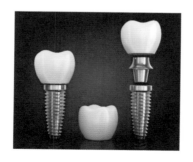

种植牙

我们平时所说的假牙，也称"义齿"，是牙齿脱落或缺失后的一种常见替代方法。随着技术的不断发展，现在有多种不同类型的假牙可供选择。以下是一些常见的假牙类型，以及它们的特点和适用情况。

（一）固定义齿

少量缺牙最常见的修复方式仍是固定桥，固定桥是一种通过粘接固定在真牙上的假牙。它可以提供良好的外观和功能，且不需要摘下清洗。固定桥适用于部分牙齿缺失的情况，但需要磨除相邻的真牙作为支撑。因此，在选择固定桥时需要考虑真牙的健康状况和磨除量等因素。

固定桥的优点在于它可以恢复牙齿的自然外观，使患者能够自信地展示灿烂的笑容；有效地恢复患者的咀嚼功能，帮助患者更好地消化食物。此外，固定桥不需要摘下清洗，通常不会引起不适感，患者可以将其视为自己的天然牙齿，因此可以更好地维护口腔卫生。

然而，固定桥也存在一些缺点。首先，固定桥需要磨除相邻的真牙作为支撑，这可能会对真牙造成损害；其次，制作过程复杂，固定桥需要由口腔医生进行详细的诊断和治疗计划，并由专业技师进行制作，需要一定的时间；最后，维护困难，固定桥需要用心清洁和维护，保持口腔卫生，如果清洁不当，可能会导致基牙牙齿腐蚀和细菌滋生。

（二）可摘局部义齿

可摘局部义齿是一种适用于单颗或者牙齿缺失数量少的假牙。它可以修复缺失的牙齿，覆盖部分口腔，提供良好的咀嚼和外观效果，恢复语言功能。与全口假牙相比，可摘局部义齿的制作过程较为简单，价格适中，且制作周期较短。此外，由于可摘局部义齿可以随时摘下清洗，因此，患者可以更好地维护口腔卫生。

可摘局部义齿也存在一些缺点，例如，一些患者可能会感到不舒适或难以适应。此外，可摘局部义齿的使用寿命相对较短，可能需要定期更换。在选择可摘局部义齿时，需要考虑经济能力和口腔状况等因素。

（三）隐形义齿

隐形义齿是一种使用透明材料制作的可摘局部假牙。它可以提供良好的外观和舒适度，适用于短期使用或过渡性修复。隐形义齿的价格相对较低，且制作周期较短。

隐形义齿适用于那些需要短期修复的患者。例如，一些患者可能在等待种植牙或其他修复方法的过程中需要一个临时的解决方案。隐形义齿的优点在于它可以提供良好的外观和舒适度，由于材料限制，隐形义齿的强度和耐用性可能不如其他类型的假牙。

（四）全口义齿

全口义齿是一种适用于全口牙齿缺失的假牙。它通常由人工牙和基托组成，可以提供全面的口腔覆盖和咀嚼功能。全口假牙的价格相对较低，是一种经济实惠的解决方案。制作全口假牙需要多次调试和调整，以确保其适应口腔的形状和大小，因此制作周期较长。

全口义齿适用于全口牙缺失，而且口内牙槽骨剩余量充足的患者。全口义齿的优点在于它可以提供全面的口腔覆盖，帮助患者恢复咀嚼功能，同时改善面部外观；此外，全口假牙易于清洁和维护，不需要特别的护理技巧。

全口义齿的缺点是，一些患者可能会感

到不舒适或难以适应。此外，全口假牙的使用寿命相对较短，需要定期更换。

（五）种植牙

种植牙是一种比较推崇的假牙修复方式，后文会有详述。

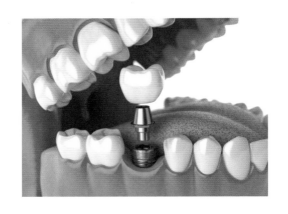

选择假牙时，医生会为患者进行全面的检查，并考虑个人情况、需求和经济能力等因素。所以，建议大家在修复前咨询口腔专业医生，以获取更详细的信息和建议，他们可以

根据您的具体情况和需求为您提供最佳的解决方案。同时，生活中我们应该注意保持良好的口腔卫生习惯和定期口腔检查，以延长天然牙及假牙的使用寿命，维护口腔健康。

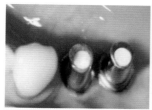

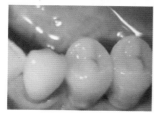

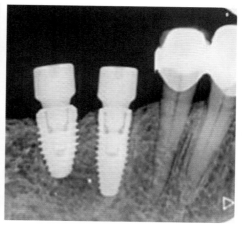

种植牙

二、了解种植牙

种植牙号称"人类第三副牙齿"，是一种先进的牙齿修复方法。它将人工牙齿植入口腔中的颌骨内，用来恢复牙齿的外观和功能。牙种植已经成为现代口腔修复的主流方式之一，下面我们就来一起了解一下吧！

（一）种植牙的基本原理

种植牙的基本原理是将人工牙齿（也称"种植体"）植入口腔中的颌骨内，通过外科手术将种植体与颌骨结合在一起。随着时间的推移，种植体与颌骨相结合，形成稳定的骨结合，从而为牙齿提供持久的支持。

（二）种植牙的适应证

牙种植适用于各种原因导致的牙齿缺失，对于无法通过传统义齿修复的牙齿缺失，牙种植是一种非常有效的解决方案。

（三）种植牙的过程

种植的过程包括多个步骤，下面我们一起来看看。

牙种植过程示意图

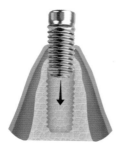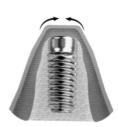

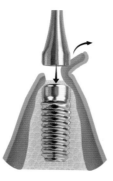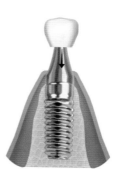

种植牙的过程

1. 术前准备

在手术前，患者需要进行一系列的准备工作，如拍摄口腔全景片、进行血液检查等。这些准备工作可以确保手术的安全和顺利进行。

2. 植入种植体

在局部麻醉下，医生通过一个小切口将种植体植入颌骨内。这个过程通常需要 1～2 小时的时间。

3. 等待骨结合

在植入种植体后，患者需要等待一段时间让种植体与颌骨相结合。这个时间通常需要 3～6 个月。

4. 上部结构修复

当种植体与颌骨相结合后，医生会为患者进行上部结构的修复，如制作牙冠、基台等。

5. 完成修复

最后，医生会将上部结构与种植体连接

在一起，完成整个牙齿修复的过程。

（四）种植牙的优点和缺点

种植牙作为一种先进的牙齿修复方法，具有许多优点和缺点。下面我们一起来看看。

1. 优点

（1）外观美观：可以恢复牙齿的自然外观，使患者能够自信地展示灿烂的笑容。

（2）功能强大：可以有效地恢复牙齿的咀嚼功能，帮助患者更好地消化食物。

（3）舒适度高：通常不会引起不适感，患者可以将其视为自己的天然牙齿。

（4）减少对周围牙齿的损害：与传统的义齿相比，种植牙不需要依附于周围的牙齿，从而减少了对周围牙齿的损害。

2. 缺点

（1）手术风险：牙种植是一种手术，

因此存在一定的手术风险。患者在手术前需要进行全面的术前检查和评估。

（2）治疗时间和恢复期长：牙种植需要较长时间的治疗和恢复期。患者需要在术前进行一系列的准备工作，并在手术后进行长期的恢复和随访。

（3）高昂的治疗费用：之前牙种植通常需要较高的治疗费用，如果患者需要植入多个种植体，费用可能会更高。现在种植体集中采购后，价格降低了，为我们的修复减轻了经济压力，提供了更多选择。

（4）成功率不是100%：虽然牙种植技术已经非常成熟，但仍然存在一定的失败率。种植体的骨结合失败、感染等都可能导致手术失败。

（5）维护要求高：牙种植需要特殊的清洁和维护措施，以保持口腔卫生。如果清洁不当，可能会导致种植体周围的感染。

（6）可能影响其他牙齿：如果患者在牙种植后没有进行正确的护理和维护，可能会导致其他牙齿的移位和松动。

三、义齿的维护保养

随着年纪的增长，牙齿由于长期使用或疾病等原因，造成不同程度牙体缺损或牙列缺损、牙列缺失，这时就需要义齿（假牙）修复来恢复牙齿的功能与形态。义齿（假牙）如果护理不精心，也会影响牙齿的性能，进而影响口腔健康，所以说，义齿的护理工作尤为重要。

首先，根据修复形式的不同，义齿分为三类，第一类是种植义齿，第二类是固定义齿，第三类是活动义齿。

种植义齿和固定义齿，因为是粘接在口腔内无法自行取下，在护理过程中要认真刷牙并配合使用冲牙器（水牙线）进行清洁。

固定义齿体积小，在口腔里适应性较好，但固定桥的桥体部分与牙龈之间积藏食物残渣时，就要特别注意饭后冲洗，保持清洁，还要注意不可用义齿啃咬过硬的东西。

活动义齿在护理过程当中，取下义齿后，首先把口腔内自己剩余的天然牙用牙刷和牙膏仔仔细细清洗干净。第二步，对义齿进行清理，同样运用牙刷和牙膏，把义齿的组织面，咬合面和磨光面均刷干净。

需要注意的是，义齿并非永不磨耗的配件，随着长期使用，义齿材料会发生改变，磨损，逐渐老化。另外，随着人们增龄性生理变化，牙槽骨也会发生改变，假牙会逐渐松动。如果义齿佩戴后感觉疼痛不适，要及时到医院复诊，不可置之不理，更不要自己盲目修理。

医生建议每年要定期检查义齿使用情况，以便发现问题后及时调整或更换义齿。

第五课　口腔肿瘤篇

　　口腔颌面部恶性肿瘤占全身恶性肿瘤的
3%～5%，以上皮组织来源最多，占口腔颌
面部恶性肿瘤 70% 左右，其中鳞状细胞癌
在口腔癌中占比最高，主要发生在口腔黏膜
上皮。在老年人口腔癌中，发病率最高的是
舌癌，侵袭性极强且极易发生早期淋巴转
移；其次是牙龈癌，发病率居第三的是颊黏
膜癌。腺源性恶性肿瘤最常见的是黏液表皮
样癌，占唾液腺恶性肿瘤的 26.1%，主要发
生于腮腺。在老年人群体中，恶性黑色素瘤
也较为常见，好发生于皮肤、消化道黏膜、
眼睛、生殖器黏膜和鼻腔黏膜。恶性肿瘤整
体 5 年生存率在 50%～70%，严重影响老年
人生活质量以及寿命。恶性肿瘤的治疗以
"治愈疾病、减少疼痛、延长寿命"为原

105

则，树立综合及多学科治疗的观点。根据肿瘤的病理类型、分化程度、病变部位、发展速度、临床分期、患者全身情况等综合考虑，制订合理的治疗方案。目前对口腔颌面部恶性肿瘤的治疗一般是以手术为主的综合序列治疗，及术前术后辅助放疗、化疗、靶向治疗、免疫治疗等。

一、肿瘤发生的病因

口腔颌面部肿瘤是一个复杂的问题，发病原因有很多，不是单一的因素，多种致病条件才会形成肿瘤。主要原因如下。

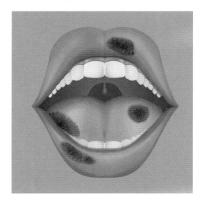

1. 物理因素

如热、损伤、紫外线、X 射线或其他放射性物质，或者是慢性刺激，比如，嘴里的牙齿不好，老是刮到舌头或颊部黏膜等。

2. 化学因素

接触到一些有毒的物质，比如煤焦油，或者是吸烟等。

3. 生物性因素

某些病毒，它们可以进入细胞，让细胞恶变，如 EB 病毒、HIV 病毒、HPV 病毒等。

4. 营养因素

如吃得太少或太多，或者吃得不均衡，缺少维生素及微量元素，与肿瘤的发生有一定关系。

5. 内在因素

心情不好，经常紧张、生气、悲伤，或者是身体内分泌不正常，身体的抵抗力下降。家里有人得过肿瘤，或者是自己的基因有问题。还有一些其他的因素，如年龄、地区、民族、环境、风俗、生活习惯等，也会影响肿瘤的发生。

二、好发的部位

口腔颌面部良性肿瘤主要出现在牙龈、口腔黏膜、颌骨与颜面部。

恶性肿瘤在我国以舌癌、颊黏膜癌、牙龈癌、腭癌、上颌窦癌等为常见。

癌瘤的好发部位与地区、气候、种族、生活习惯等均有一定关系。

三、临床表现

口腔颌面部的良性肿瘤通常生长缓慢，可以存在多年，有些甚至可以达到数千克的重量，像成釉细胞瘤和唾液腺多形性腺瘤。有的良性肿瘤可呈间断性地生长，偶尔会停止生长或退化，如血管瘤、脂肪瘤等。这些肿瘤大多为膨胀性生长，当体积达到一定大小时，会推挤和压迫邻近组织。

良性肿瘤表面常呈结节状或球形。虽然一般无症状，但如果生长在关键部位，如舌根或软腭，可能导致呼吸、吞咽困难危及生命，需要及时治疗。

相比之下，恶性肿瘤通常生长较快，没有包膜，边界不清晰，不能移动。口腔癌的癌细胞早期局限于上皮之内，形成原位癌。不同类型的肿瘤表现也有所不同，有的呈火山口状溃疡，有的像菜花，还有的可能发生感染和坏死。

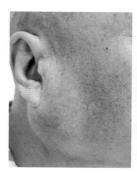 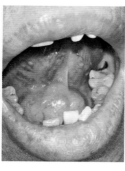 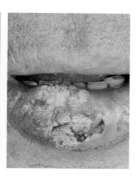

腮腺肿瘤　　　　口底肿瘤　　　　唇肿瘤

四、治疗方法

无论是良性肿瘤还是恶性肿瘤，都应早

发现、早治疗，尤其是恶性肿瘤。良性肿瘤一般以手术治疗为主，而恶性肿瘤则需要完全切除，第一次手术很关键，如果切除不完全，复发的概率则会非常大。对于有可能转移到淋巴的肿瘤，还需要清扫淋巴结，以防止转移。

五、"三早"原则：早发现、早诊断、早治疗

　　颌面部的肿瘤常见于腮腺、颌下腺以及口腔黏膜和面部皮肤。如果发现耳下或颌下有包块可能是腺体肿瘤。当口腔黏膜、舌体上有持续两周以上未好的溃疡时，我们也需要警惕。皮肤上的肿块、色素痣如果持续变大、出现破溃或疼痛，也应尽早就医。如果您发现这些症状，不必过于紧张。口腔黏膜溃疡、大疱病、斑纹病等可能引起类似症状，需要到正规医院检查确诊。千万不要因

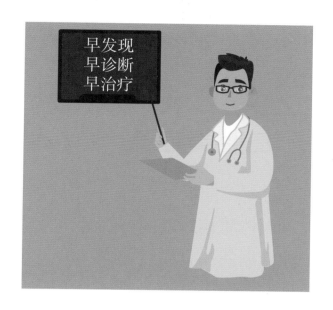

　　为担心而放弃治疗。年轻人得肿瘤恶性的可能性较大，而老年人出现的肿块多数是良性的，通过手术切除就可以治愈。

　　老年人的颌骨囊肿多是由于根尖慢性炎症刺激引起的，逐渐形成囊肿。老年人如果感到牙齿疼痛、肿胀不适，要及时看医生，特别是如果有伴随颜面部的肿胀和变形。在正规医院拍个 X 线片，作出正确诊断，然后及时治疗，不要拖延，以免病情加重，影响治疗效果，治疗主要是通过外科手术摘除。

第六课　口腔炎症篇

老年人体质相对较弱，并常伴有系统性疾病，如糖尿病、骨质疏松症、风湿性疾病等。并且好多老人习惯了对疾病的忍耐，不想去医院，不想给家人添麻烦，当实在挺不了时才来医院，这些都加重了疾病发展、加大了治疗难度，也给老年患者和家庭带来了痛苦。

一、颌面部间隙感染

口腔、颜面、颈部深层结构都有坚固的筋膜包围，并在筋膜之间填充疏松结缔组织。这些结构中的筋膜间隙可能成为感染扩散的路径，特别是在牙源性或腺源性感染时。感染最初可能表现为局部的红肿热痛，进而发展成蜂窝组织炎，随后可能发展成脓肿。

这种感染可能局限于一个间隙，也可能波及相邻的多个间隙，形成蜂窝组织炎或脓肿。有时候，感染还可能沿神经、血管扩散，引起严重的并发症，如海绵窦血栓性静脉炎、脑脓肿、败血症和纵隔炎。在感染过程中，患者可能表现出不同程度的全身症状。

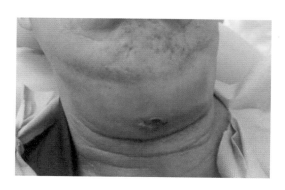

颌面部间隙感染

1. 口腔颌面部感染有哪些特点

（1）面部有个"危险三角区"，是指从鼻根到口角的三角形区域，感染容易扩散到颅内。

（2）口腔颌面部有很多微生物，损伤、手术或免疫力下降时容易引发感染。

（3）面颈部有许多连接的潜在空间，感染可通过这些通道扩散。

（4）面颈部感染可向颈部和纵隔蔓延，形成更严重的脓肿。

（5）广谱抗生素广泛使用，导致颌面部感染的细菌越来越耐药。

2. 口腔颌面部感染的治疗

口腔颌面部感染的治疗有两方面：对于轻微感染，用局部方法就能好。对于重的感染，要仔细检查全身状况，采取局部外科处理，保持清洁，避免刺激。

全身方面要注意支持治疗，包括合理饮

食、维持水平衡，控制血糖和血压。使用抗生素要谨慎。随时评估患者状况，调整治疗方案。

二、颌骨骨髓炎

颌骨骨髓炎是上、下颌骨发生炎症，主要由牙源性感染引起。近年来，放射治疗引发的放射性颌骨坏死及服用应用双膦酸盐及抗肿瘤药物导致的骨髓炎也有所增加。临床表现分急性和慢性两个阶段。

1. 颌骨骨髓炎的特点

急性期症状包括全身不适、发热、疲倦、食欲缺乏，局部有痛苦、肿胀、充血，病原牙可能有叩痛和伸长感。慢性期的症状包括轻微发热、全身消瘦、贫血，病情发展慢，可有局部轻微肿胀，可能有牙齿松动和口腔瘘孔的表现。

2. 颌骨骨髓炎的治疗

（1）药物治疗：对于颌骨骨髓炎，特别是急性期，医生通常会根据病情给予有效的抗生素，以控制炎症，同时提供必要的全身支持疗法。

（2）物理疗法：在急性炎症初期，物理疗法如超短波能缓解疼痛，促使肿胀减退，对于炎症的缓解有一定帮助。

（3）外科治疗：目标是引流排脓、去除病灶。慢性颌骨骨髓炎在形成死骨时，需要手术去除已形成的死骨和病灶，才能达到治愈的效果。

如果您的牙齿出现了偶尔的疼痛，吃消炎药可能会有所缓解。但是，如果您感觉到多颗牙齿一起疼痛、松动，甚至有溢脓，还可能导致下唇麻木，一定要及时到医院看医生，否则可能会引起颌骨问题，导致骨质损伤。

就医流程及
注意事项

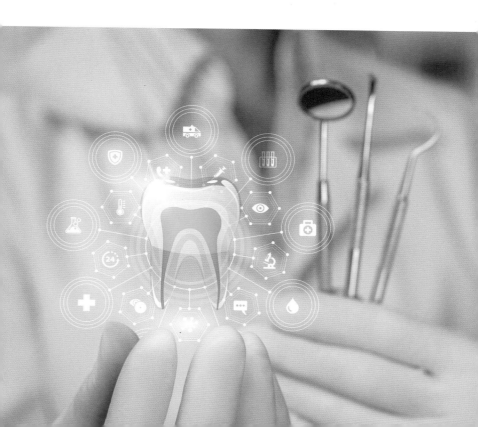

第一课 就医流程

　　口腔疾病种类繁多，目前，很多医院进行分科室诊治，为了方便老年人就医，治疗前对疾病大概治疗情况和过程有所了解，做到心中有数、心中有底，与就诊科室医生良好沟通，以获得快速有效的治疗，我们把各科室相关疾病的就诊流程进行总结，为老年人就医提供指导，详见下面的口腔疾病就诊流程。

口腔疾病就诊流程

症状	就诊科室	诊断	治疗方法	治疗次数	治疗周期
牙洞		浅龋/中龋/牙体缺损	充填治疗	1次	1天
		深龋/可复性牙髓炎	安抚治疗+充填治疗	2次	1~2周
牙痛、牙龈脓包	牙体牙髓病科	急、慢性牙髓炎	根管治疗	2~4次	1~3周
		急、慢性根尖周炎	根管治疗+切开引流(伴脓肿)	2~4次	1~3周
		牙折	充填/固定/根管治疗/修复治疗	1次以上	1,3,6个月至几年
		牙震荡	调咬合	1次以上	1,3,6个月至几年
牙外伤		牙脱位	复位固定	2次以上	2~4周以上

续表

症状	就诊科室	诊断	治疗方法	治疗次数	治疗周期
牙龈出血	牙周病科	牙龈炎	洁治 + 上药	1~2次	1~2周
牙石堆积、牙齿松动		牙周炎	牙周序列治疗	4次以上	2~3个月 + 终身维护
牙龈增生		牙龈增生	更换口服药 + 洁治 / 手术切除	2~3次	1~2个月
无功能或不能保留的牙齿	口腔颌面外科	牙体缺损、牙周炎、多生牙、阻生牙等	拔除患牙	1~2次	1~7天
口腔、面部包块，口腔溃疡>1个月		口腔颌面部良、恶性肿瘤	手术切除 + 病理活检	1次以上	视病理结果而定

续表

症状	就诊科室	诊断	治疗方法	治疗次数	治疗周期
				治疗	
口腔、面部外伤	口腔颌面外科	口腔颌面软组织创伤	换药/清创缝合	2~3次	1~7天
外伤致颌面骨疼痛、不敢吃饭		颌骨骨折	结扎术/坚强内固定术	2~3次	3~4周
牙齿缺损较大堵牙堵不住	口腔修复科	牙体缺损	固定义齿修复	2次	7-10天
缺牙		牙列缺损	可摘局部义齿/固定义齿	2次	7~10天
	口腔颌面外科		种植义齿	3~4次	3~6个月

续表

症状	就诊科室	诊断	治疗		
			治疗方法	治疗次数	治疗周期
缺牙	口腔修复科	牙列缺失	全口义齿	3～4次	15～20天
	口腔颌面外科		全口种植义齿	3～4次	3～6个月
口腔内黏膜病变	口腔黏膜病科	白斑／扁平苔藓／念珠菌性口炎等	局部治疗／全身治疗等	不定	不定

122

第二课　治疗前后注意事项

　　在进行口腔疾病治疗前，您需要将自身的健康状况如实告知医生。就诊前需要评估的内容主要包括以下几方面。

　　1. 看牙医前，检查是否有心脑血管问题，如冠心病、高血压，要求血压控制在 160/90mmHg 以下。

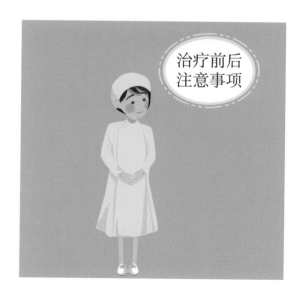

治疗前后注意事项

关注内分泌系统，有糖尿病的老年人要确保血糖在 8.88mmol/L 以下，拔牙最好在早餐后 1～2 小时进行。甲状腺问题的患者在手术前要注意避免甲状腺危象。

对于血液疾病如白血病、贫血，确保血小板计数在 $100×10^9$/L 以上。

检查感染性疾病，如乙肝、梅毒、艾滋病等。控制好这些疾病状况，有助于安全地进行拔牙和小手术。

2. 过去或现在是否使用抗凝药物、化疗药物、双膦酸盐类药物、激素类药物和抗精神疾病药物等。

3. 是否有药物过敏史，如青霉素类、麻醉药等过敏史。

4. 术前是否进食。

5. 女性是否处于月经期或妊娠期。

特殊的口腔治疗，比如拔牙后最好在医院留观 20～30 分钟，等医生检查后才能离开。2 小时后可吃温和食物（不能太烫），避免刺激性食物。24 小时内不要刷牙，避免剧烈运动和热水浴。创口可能有些许疼痛，可冰敷或口服止痛药缓解。不要吸吮创面，以促进愈合。

手术后要保持伤口干燥和清洁，定期消毒，避免感染。口腔可用生理盐水或漱口水清洁，保持干净。用药请按医生建议，切勿自行处理。

第四讲

口腔预防保健

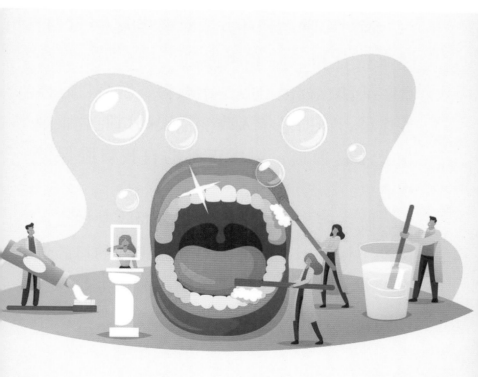

第一课　增强预防保健意识

口腔健康可以说是全身健康的一面镜子，很多全身性疾病的早期在口腔有特定表现，掌握正确的口腔保健方法十分必要。

一、树立正确的口腔保健观念

通过多种途径和方法对老年人进行口腔健康教育和口腔健康促进，如 9.20 "爱牙日"活动、社区口腔健康教育、网络自媒体等途径，帮助老年人改变错误的口腔健康观念及不良习惯，树立正确的自我口腔保健观念。

临床医生在面对老年患者时除常规疾病诊疗工作外，也应加强对老年患者的口腔健康宣教，帮助其树立正确的口腔保健观念。例如教会其正确的刷牙方式、了解牙线使用

的必要性、戒烟对牙周炎和口腔癌预防的重
要性等。

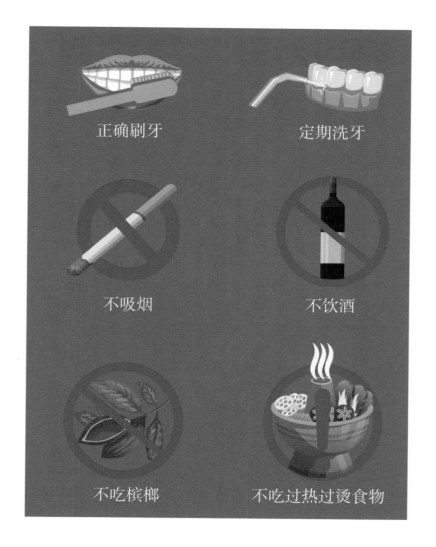

正确刷牙

定期洗牙

不吸烟

不饮酒

不吃槟榔

不吃过热过烫食物

二、提高自我口腔保健能力

保持良好的口腔卫生状况、改正不良习惯对维持口腔健康非常重要，因此，应掌握基本的口腔保健方法。

1. 刷牙

应保持每日早、晚使用含氟牙膏各刷牙一次，每天至少一次使用牙线或牙间隙刷或冲牙器清洁牙齿邻面，餐后清水漱口。如果佩戴义齿，每晚睡前均应取下义齿，清洁后浸泡在清水或义齿清洁液中。

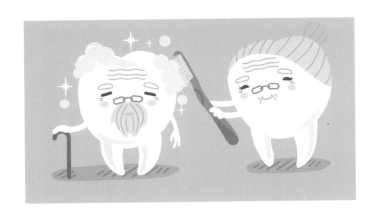

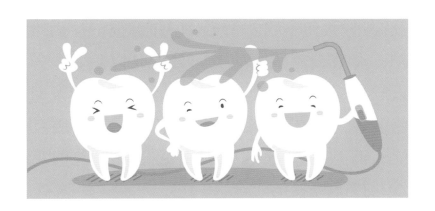

2. 纠正不良习惯

戒除烟、酒、槟榔等不良嗜好，不进食过热、过硬食物；咀嚼时应左右双侧牙齿交替使用，避免偏侧咀嚼；合理膳食，多吃新鲜蔬果，控制甜食摄入量，保持营养均衡。

三、恢复口腔基本功能

老年人口腔内如有疾病应及时治疗，以免贻误病情、影响功能。

例如，口腔内有龋病、牙髓病应及时治疗，以免引起根尖周炎症；有牙周病变，应及时进行牙周炎的系统治疗并重视治疗后维护；有残根、残冠应及时处理，以免刺激邻近软组织引起黏膜病变；有牙齿缺失应及时修复缺牙，以减轻余牙负担、恢复口腔功能；有口腔黏膜病变应引起重视，及时就诊，排除癌变的可能。

四、定期口腔检查

老年人应定期进行口腔检查和相关维护以尽量维持其口腔健康状况。一般每 6 个月进行一次口腔常规检查，有条件者可每 3 个月进行一次，至少应每年一次接收口腔专业人员的检查和指导，以便及时发现问题，早发现、早诊断、早治疗。

五、积极治疗全身疾病

很多老年人患有至少一种慢性病，如高血压、心脏病、糖尿病、骨质疏松症等。口腔疾病会直接或间接地影响全身疾病，全身疾病也会导致和加速口腔疾病的发展。

除疾病本身的影响外，很多慢性病所长期服用的药物也对口腔健康造成不同程度影响。例如抗癫痫药物（苯妥英钠）、免疫抑制剂（环孢素）、钙通道阻滞剂（硝苯地平）等可能会导致药物性牙龈增生；抗骨质疏松症药物（双膦酸盐）可能导致双膦酸盐相关性颌骨坏死；长期服用抗凝药物，在接受口腔内有创治疗时有术中、术后出血风险。

因此，患有全身疾病尤其是长期服用药物的老年人更应注重自我口腔保健、定期进行口腔检查。

六、失能老人的护理

随着人类平均寿命的延长、老龄化的日益加重，老年人尤其是 80 岁以上高龄老人越来越多，长期卧床、生活不能自理的人群也日益庞大。对于生活不能完全自理或完全不能自理的老年人，其家属应接受一定训练，从而为失能老人进行科学的口腔卫生维护。

此外，失能老人可考虑局部或全身应用氟化物以减少龋病的发生。

第二课　日常保健措施

一、如何正确刷牙

我们的牙齿一共有五个面暴露在口腔内部，每个牙面都有不同的清洁方式。粗暴的刷牙方式很容易造成牙体损伤，经年累月，牙齿会产生冷热敏感，酸甜不适。单纯的横刷或竖刷牙，都无法达到更好的清洁作用，临床上医生更推荐"巴氏刷牙法"。

巴氏刷牙法又称"水平颤动法"，是美

国牙科协会推荐的一种有效去除龈缘附近及龈沟内菌斑的方法。将牙刷放置于牙齿与牙龈交接的地方，刷上颌牙齿时刷毛朝上，刷下颌牙齿时刷毛朝下，覆盖一点牙龈，牙刷与牙齿长轴呈45°，并轻压向牙齿，使刷毛的侧边也与牙齿接触。牙刷定位后，开始做短距离的水平运动，以两三颗牙齿为一个单位前后拂刷。大家可以在网上查询"巴氏刷牙法"观看教学视频。

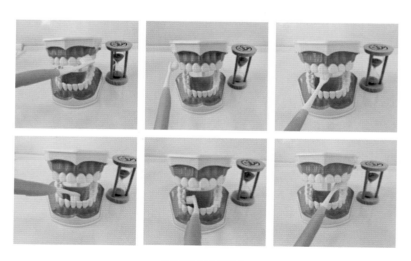

巴氏刷牙法

　　除了使用正确的刷牙方式，在口腔清洁过程中，还有哪些需要注意的事项呢？

　　首先，刷牙的力度要适中，时间以每次2～3分钟为宜。尽量选择平头和小头牙刷，刷毛软硬适中，如果牙周问题严重，建议选择刷毛较软的牙刷。常规刷牙方法清洁不到的部位，需要借助其他工具，如牙线、冲牙器（水牙线）等，去清洁这两个重要的牙面。

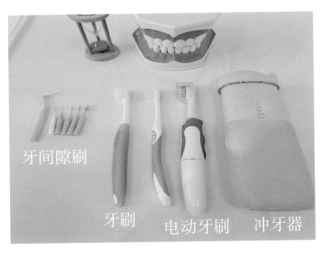

常用刷牙工具

口腔专家建议广大老年朋友：每天早晚刷牙，每次刷牙达到 3 分钟，每 3 个月更换牙刷，定期进行口腔检查。同时，能够掌握正确的刷牙方法，养成良好的口腔卫生习惯。

二、为什么要使用牙线和牙间隙刷

大部分牙齿疾病多因为口腔卫生不好，滋生细菌而导致的。牙齿之间的间隙称为"邻面间隙"，是最可能存留细菌和软垢的部位。刷牙时，牙刷的刷毛不能完全延伸到牙齿之间的间隙，所以常会留下"死角"。而这些部位偏偏是细菌累积和牙齿疾病的多发地带。科学研究已经证实，彻底有效地刷牙只能去除大约 70% 的牙菌斑。

牙线是由尼龙线、丝线或涤纶线制成，用于清洁牙齿邻面菌斑的工具，也是健康、有效的牙齿清洁工具。牙线表面光滑柔韧，比较适应牙齿邻面外形；其直径完全在牙齿的生理性动度范围之内，长期使用不会影响牙齿位置；同时，牙线可以更加自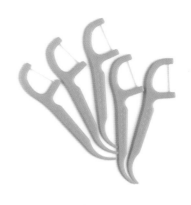由地移动到牙缝的各个角落，清洁得更加干净。每天刷完牙后用牙线清洁邻面间隙，就可以达到彻底清洁牙齿的目的。

三、您定期洗牙了吗

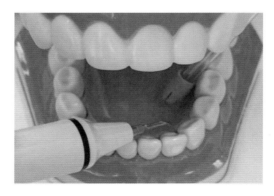

超声波龈上洁治术

洗牙（龈上洁治）主要清理牙齿上的菌斑、色素沉着、牙结石，同时对牙面进行抛光，以延缓菌斑堆积、避免牙结石的再生。

口腔内沉积的食物残渣、软垢，可与唾液结合形成结石，会压迫牙龈，刺激牙龈肿胀、出血，引发口腔异味；时间长了，会造成牙龈退缩，出现牙根敏感，严重时可导致牙齿松动、脱落。所以，洗牙不仅仅为了使牙齿看上去变白、变好看，更重要的是为了预防口腔疾病。

专家建议我们定期洗牙，并且要到正规的口腔机构或医院进行操作。洗牙通常能够将牙齿表面的牙菌斑以及牙结石去除，能够改善口腔异味、刷牙出血等问题，而且也能够预防牙龈炎症或牙周炎等疾病，提高牙齿的整体美观性。

一般来讲，牙齿是需要定期洁治的，建议口腔卫生维持不佳或者吸烟的人群，每半年清洗一次。如果口腔卫生保持较好，可以在常规口腔检查后一年清洗一次。

第三课　避免不良生活习惯

一、烟酒对口腔健康的危害

众所周知，吸烟有害人体健康，特别是能引起全身许多疾病，如心脏病、肺癌等。口腔是人体门户，吸烟之害，首当其冲。吸烟不仅可以引起口腔异味、牙周病，还是口腔黏膜病损和癌症的重要诱因，严重影响口腔健康和日常生活。

（一）吸烟对口腔的影响

1. 牙齿着色

吸烟会使大量烟渍沉积在牙齿表面，形成黑色的"颈圈"。特别是牙齿的舌侧，刷牙方法不正确很难去除。在社交场合，暴露不干净的牙面会造成尴尬的局面。

2. 牙周病

主要包括牙龈病和牙周炎两大类，后者是累及牙周支持组织的慢性感染性疾病，引发炎性破坏，其主要临床表现是牙龈炎症、牙齿松动移位、咀嚼无力等，严重者可导致牙齿自行脱落。

吸烟是牙周病公认的高危因素之一。许多研究证明，吸烟与牙周病的发生、发展有密切的关系。吸烟者烟龄越长，每天吸烟量越多，牙周病会越严重。

3. 口腔黏膜白斑

口腔白斑病是一种口腔科临床上较常见的疾病，表现为口腔黏膜上擦不掉的白色斑块，属于癌前病变，有转变成口腔鳞癌的潜在可能。

一般的良性白斑仅表现为黏膜粗糙、刺激

性疼痛等不适感，戒烟后症状可相应消退，而黏膜角化不良的白斑有转化成口腔癌的可能。

流行病学调查显示，白斑的发生率与吸烟史的长短及吸烟量呈正比关系。

4. 口腔癌

口腔癌是发生在口腔的恶性肿瘤之总称，占全身肿瘤的 5% ~ 6%，是全球范围内最为常见的癌症之一。口腔癌患者大多有长期吸烟、饮酒史。根据临床统计，在口腔癌的患者中，90% 为吸烟者。流行病学研究已经证实，吸烟人群中口腔癌的发生率及死亡率比不吸烟者要高 2 ~ 3 倍。

（二）酒精对口腔的影响

在癌症风险因素中，酒精的摄入值得注意。根据英国癌症研究中心的数据表明，与不饮酒和不吸烟的人相比，喝酒和吸烟的人患某种癌症的概率是其他人的 50 倍。有证据表明，食用酒精饮料与口腔、咽、喉、食管、乳腺以及肠道的癌症发病有关。

酒精本身不能被认为是癌症的病因。但是酒精可以作为一种共致癌物，酒精饮料可能会导致该疾病的加速。在酒精饮料中的乙醇，与癌症的发生密切相关。乙醇中毒性最大的代谢物是乙醛，具有可诱变和致癌的特性。实验显示，在动物的口腔或食管黏膜上注射乙醇时，肿瘤的外观会增加。酒精作为一种溶剂作用于黏膜，导致致癌物的渗透，使得细胞的分子组成被改变，这也解释了酒精和烟草结合的个体患癌症风险增加的原因。

过量摄入酒精会增加患口腔癌、咽部癌、喉部癌、食管癌、胃癌等癌症的风险。

二、过硬过烫食物的危害

（一）过硬食物的危害

经常咀嚼硬的食物，会造成牙齿釉质层

的过度磨耗变薄或者缺失，牙本质小管暴露，外界的各种机械和温度刺激就会沿着牙本质小管传递到牙齿内部的牙髓（牙神经），从而引起不适和疼痛。牙齿磨耗、隐裂等情况都会造成牙本质敏感的症状。

如果长时间吃硬的东西，可能会对牙齿造成损伤、裂缝，导致牙髓的细菌感染，出现自发疼痛的牙髓炎的症状。

临床上常见因进食过硬或过热的食物，在咀嚼或吞咽时摩擦损伤软腭、颊黏膜、或咽旁黏膜，可立即形成血疱，因此造成口腔损伤。

在日常生活中我们要注意保护牙齿，减少过度坚硬食物的摄入，不用牙齿开启坚果等。

（二）过烫食物的危害

进食时，食物首先接触的部位就是口腔

黏膜和牙齿，然后是食管黏膜和胃黏膜。这些组织都比较娇嫩，可以承受的温度在50℃左右，高于这个温度就会造成黏膜组织的损伤。如果食物过烫，口腔黏膜容易被烫伤，虽然黏膜会自我修复，但是频繁烫伤造成黏膜溃疡，反复发作会有恶变的可能。

长期过烫饮食，还会破坏我们的味蕾，使味蕾反应迟钝，造成味觉失调。

三、咀嚼槟榔的危害

槟榔作为一种成瘾性产品，一直活跃在我们生活中，近几年来，槟榔产业逐渐兴起。但是关于咀嚼槟榔的危害，却没有被人广泛熟知。

（一）嚼槟榔危害多

槟榔虽然有药物价值，但是药用和食用完全不同，食用槟榔对身体健康百害无一利。嚼槟榔时会磨损牙齿，咀嚼出来的汁液会令牙齿着色，影响形象。更重要的是，咀嚼槟榔能够引起口腔黏膜上皮基底细胞分裂活动增加，这可能导致口腔癌发病率上升。

（二）远离槟榔，远离口腔癌

流行病学表明，口腔癌具有明显的地域性特征，东南亚地区及我国海南、湖南等地具有较高的患病率。

究其原因，这些地区居民普遍有咀嚼槟榔的习俗，被认为是导致口腔黏膜下纤维性变癌变的主要因素。

世界卫生组织国际癌症研究中心已将槟榔归到一级致癌物。如果已经长期食用，建议尽早戒掉，用新鲜的水果代替槟榔。

第四课　定期口腔检查非常必要

　　口腔检查是在没有口腔疾患的情况下，定期进行口腔健康检查。一般来说，成人按照常规体检的频率，六个月或一年进行一次检查。儿童处于生长发育期，应间隔三至六个月进行一次检查。

口腔检查的主要内容

　　口腔检查涉及多项，包括检查牙齿是否发育正常；牙龈是否健康；口腔黏膜是否完整；是否有牙结石；舌体是否健康；是否存在崩裂的牙齿填充物；口腔内有无囊肿；智齿的生长情况；整个口腔是否有癌变等异常表现。

　　了解口腔健康状况，做到早期发现问题，早期诊断以及早期治疗，是口腔疾患的

"三早"诊疗原则。

定期口腔检查可以早期发现一些特定的全身性疾病。此外，定期口腔检查医生可以根据个体情况给予有针对性的口腔健康指导，可以消除患者心中的疑惑，增强预防疾病的信心，获取切实有效的预防疾病的方法。

第五讲

口腔健康
常见 50 问

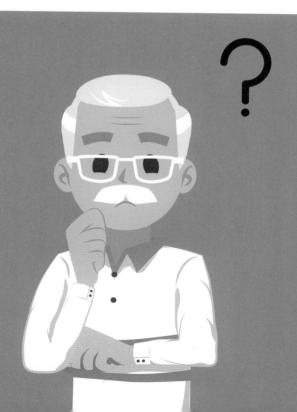

1. 一天刷几次牙合适

 答

三次，其中睡觉前或者说最后一次进食后的那次刷牙最为重要，因为夜间我们的口腔自洁功能减弱，是龋齿等疾病的高发时段。

2. 老年人可以参加哪些口腔保健活动

 答

可以参加定期的口腔检查、洁牙（洗牙）、口腔健康教育等活动。

3. 扁平苔藓病损是否可以累及口腔以外的部位

 答

部分口腔扁平苔藓患者，在皮肤及指甲处也可能出现病变。

4. 口腔扁平苔藓有传染性吗

 答

口腔扁平苔藓并非某种真菌或者病毒感

染，并没有传染性，因此不必担心传染的问题。

5. 口腔白斑病就是口腔癌吗

口腔白斑病本身不是癌症，但是存在癌变风险。患了口腔白斑病并不等同于患了癌症。据世界卫生组织发表的资料，口腔白斑病癌变的发生率为 3%～5%。因此，需要根据病理学检查结果对癌变风险进行预测，并采用不同的治疗措施。

6. 为什么年龄大了牙齿变得稀疏，牙缝变大了

年龄大了牙齿变得稀疏，主要是因为牙龈萎缩和牙齿脱落。

牙龈萎缩多是由于牙周病引起的，牙周病是一种慢性炎症，会导致牙龈和牙槽骨逐渐萎缩，牙齿逐渐松动，最终导致牙齿脱

落。牙齿脱落后，牙齿之间的空隙就会变大，导致牙齿变得稀疏。此外，随着年龄的增长，牙齿也会逐渐磨损，这也是导致牙齿稀疏的原因之一。

7. 牙医说我有牙周病，为什么我没有感觉

牙周病作为一种慢性炎症，在其初期可以没有任何症状，而往往出现症状的时候已经错过了最佳治疗时机。所以说，定期检查口腔非常重要！

8. 牙周病应该怎么治疗

（1）**牙周基础治疗：**包括洁治、刮治、根面平整等，以清除牙菌斑和牙石，消除炎症。

（2）**牙周手术治疗：**包括翻瓣术、植骨术、引导组织再生术等，以修复牙周组织

缺损，促进牙周组织再生。

（3）牙周支持治疗： 包括牙周维护治疗、牙周病药物治疗等，以维持牙周组织健康，防止牙周病复发。

9. 洗牙损害牙齿吗

只要洁治（洗牙）方法合理正规，一般不会有损害，并且是牙齿保健的重要方法。洗牙可以预防牙龈炎及牙周炎的发生。

10. 多长时间洗一次牙合适

一般来说，6 ~ 12 个月就要做口腔检查，如果需要就进行洁治（洗牙），但如果自我口腔卫生维持得当的话（不抽烟、不喝茶等），一般一年一次就可以了。抽烟、喝茶等人群，每半年就要洁牙一次。

11. 洗完牙后我的牙都松了，为什么

有时因为有严重的牙周炎，大块的牙结石起到了固定牙齿的作用，清洗掉后反而觉得牙齿松动了。但如果不治疗，牙齿最终将因晚期牙周炎形成牙周病而无法保留，只能拔除。

12. 洗完牙我的牙遇冷热疼，为什么

因为在肿胀的牙龈因治疗而消退后牙根暴露所致，就像冬天一下脱去了棉衣人在遇到冷热时就会很敏感，一般持续一到两周便会消失。

13. 为什么我的牙齿总是一块块掉渣

老年人的牙齿总是一块块掉渣，是因为牙齿表面的牙釉质逐渐磨损，导致牙齿内部的牙本质暴露出来，牙本质比牙釉质更软，

更容易被磨损，因此。牙齿表面会出现一块块掉渣的现象。

此外，老年人的牙齿也可能因为牙周病、龋齿等原因导致牙齿松动、脱落，出现牙齿掉渣的现象。

14. 老年人龋病有什么特点

（1）龋病发展缓慢，但破坏性大，容易导致牙髓炎和根尖周炎。

（2）龋病多发于牙齿的邻面和根面，且容易形成龋洞。

（3）老年人的牙齿磨损严重，容易导致牙齿敏感和龋病。

（4）老年人的口腔卫生状况较差，容易导致龋病。

15. 发现龋齿该怎么办

先去做个检查，同时拍摄 X 线牙片，

确认龋齿深度，定制治疗方案。尽快完善充填治疗。

16. 害怕补牙疼痛怎么办

可以局部麻醉下补牙，也可以龋病微创治疗，即不使用牙钻，直接用挖勺将病变组织去除后充填，也能很好地起到减缓龋病发展的目的。

17. 补牙后，牙齿为什么会变黑

很多人因为人为或非人为因素导致牙齿缺损了一部分，不得不就诊进行修补，可补牙后，牙齿却变黑了，确实影响美观和形象。这种情况完全是可以避免的，补牙后牙齿变黑的原因主要有三点。

（1）医生对牙进行了杀神经的治疗后容易变黑。

（2）医生用银汞合金作为充填材料，

时间久了会使牙变黑；不如使用强度符合要求的后牙专用树脂，它的颜色和牙齿一致，就不会出现这个问题了。

（3）充填材料与牙齿之间出现缝隙，细菌等从缝隙进入充填体以下的牙体引起牙齿龋坏使牙变黑。这时应该重新治疗。

18. 我的牙经常起脓包，医生说我牙神经坏死了、牙根发炎了，为什么我却从来没感觉疼

因为老年人龋病进展缓慢，牙髓坏死较慢，并且老年人牙神经敏感度较低，因此有人没什么感觉。应积极治疗。

19. 牙神经坏死了没什么感觉，就不用治疗了，行不行

不行，牙神经坏死虽然不会引起疼痛，但是会导致牙齿变黑、牙齿松动等问题，如

果不及时治疗，可能会导致牙齿脱落，影响咀嚼和消化功能，甚至增加患糖尿病和心血管疾病的风险。因此，建议及时就诊，进行牙髓治疗和修复。

20. 牙劈裂了该怎么办

应该让牙医进行诊断和评估，视劈裂的深度和面积决定，如果劈裂不深、面积不大的话则可以牙髓治疗后行全冠修复，如果太深或太大的话则只能拔除。

21. 拔牙很痛苦吗

随着麻醉药品的更新、新的拔牙技术的出现，拔牙目前基本可以做到无痛。

22. 拔牙前应注意什么

（1）确保身体健康： 拔牙前应确保身体健康，没有严重的心脏病、高血压、糖尿病等疾病。如有疑虑，请咨询医生。

（2）**告知医生病史：**拔牙前应告知医生自己的病史，包括药物过敏史、手术史等。

（3）**避免空腹：**拔牙前应避免空腹，以免拔牙过程中出现低血糖反应。

（4）**保持口腔卫生：**拔牙前应保持口腔卫生，避免口腔感染。

（5）**避免服用抗凝药物：**拔牙前应避免服用抗凝药物，如阿司匹林、华法林等，以免拔牙过程中出血不止。

23. 拔牙有年龄限制吗？我 80 多岁了还能拔牙吗

拔牙没有严格的年龄限制，但老年人拔牙前需要评估身体状况和牙齿状况，以确保拔牙的安全性和效果。

如果老年人患有严重的心脏病、高血压、糖尿病等疾病，或者牙齿状况较差，可能需要先治疗相关疾病或进行牙周治疗，然后再考虑拔牙。

因此，老年人拔牙前最好到正规医院先咨询医生，根据具体情况制订合适的治疗方案。

24. 患有什么疾病的人不能拔牙

患有以下疾病的人不能拔牙。

（1）**严重的心脏病**：如心肌梗死、心绞痛、心律失常等。

（2）**高血压**：血压过高（超过140/90mmHg）或控制不佳（至少应 ≤ 160/100mmHg）的患者。

（3）**糖尿病**：血糖控制不佳的患者，空腹血糖在 8.88mmol/L 以上。

（4）**血液疾病**：如血友病、白血病等。

（5）**肝炎**：急性肝炎不能拔牙。

（6）**肾病**：如肾衰竭、尿毒症等。

这些疾病可能会导致拔牙过程中出现严

重的并发症，因此，建议患有这些疾病的人群在拔牙前咨询医生，根据具体情况制订合适的治疗方案。

25. 拔牙后该注意些什么

拔牙后 24 小时内不能刷牙、漱口，止血用的棉卷应在 30 分钟后吐出；拔牙后 24 小时内冷敷，48 小时后改成热敷；拔牙后 2 小时内不能进食，应选择较冷和软的食物，最好吃些流食；拔牙后 24 小时内会有些疼痛，其后可能还会有一点隐痛；拔牙后要避免吸烟和饮酒；拔牙后要避免剧烈运动和过度劳累；拔牙后要避免用拔牙侧咀嚼食物、避免用舌头舔拔牙创口。

26. 下午不能拔牙，否则会血流不止，是这样吗

一天中，人的血压有高有低，大概在中

午时分会偏高一些。但是，一般来说经验丰富的牙医拔牙损伤很小，根本不必担心流血的情形，并且即使有流血医生也可以马上止血。

不过，对一些患者来说，选时间拔牙还是有好处的。例如肾衰患者进行血液透析后，必须间隔 6 小时才能拔牙，因为血液透析时使用的抗凝血剂会影响拔牙后的止血，因此必须等药效过后再拔牙。

27. 拔牙后可能出现什么问题

（1）**肿胀：** 口腔内外科手术（拔牙等）后的肿胀是正常现象，并且有时与操作水平及手术创口创伤的程度成正比，如在手术后第三日仍未开始消退，可能发生感染，应开始服用抗生素（即青霉素 V；注意一定弄清楚本人对该药是否过敏！红霉素或头孢菌素 250 ~ 500 毫克口服，每日 4 次）。

（2）**疼痛**：手术后的疼痛常是中度的，用对乙酰氨基酚（是一种常用的退热和止痛药物，常用于发热、头痛和其他轻微疼痛，是许多感冒药和止痛药的主要成分）或阿司匹林 650～1 000 毫克加可待因 60 毫克口服，每 4 小时 1 次，或用不同的非类固醇抗炎药（即布洛芬 400 毫克口服，每 6 小时 1 次，如疼痛更剧，则用酮洛芬 100 毫克，口服，每 8 小时 1 次），具体用药医生会给予指导。

（3）**干槽症**：拔牙后的牙槽炎（干槽症），多发生于拔除下颌第三磨牙之后典型者，手术后第 2～3 日开始疼痛，反射至耳部，持续数日至数周，因为凝血块溶解，形成不良肉芽组织而使手术创口延迟愈合。最好局部采用镇痛剂治疗牙槽炎；以 15px 长的纱条包蘸丁香油酚，置入牙槽窝中，每日更换，常能减少全身镇痛药的需要。骨髓炎可能与牙槽炎混淆，但骨髓炎可由发热，局部肿胀和常有脓性排出液以及 X 线片上骨的改变来鉴别。如疑有骨髓炎，应给予抗生素，如头孢菌素。

（4）**出血**：拔牙后出血常为小血管渗血，用纱布除去扩展在牙槽窝外边的多余的凝血块；直接加压（纱布或茶叶包）并建议患者对此部位施予连续的压力（轻咬纱布或棉球方法）达 1 小时。这种方法可重复施行 2 ~ 3 次，患者在至少 1 小时内不要检查这个部位；因为这样做可破坏凝血块形成。

我们要明白，稀释在口腔所有唾液中的几滴血比其实际的出血显得多。如果仍继续出血，以 2% 利多卡因加 1：100000 肾上腺素，作神经传导阻滞或浸润麻醉，刮牙槽窝并以生理盐水冲洗，在轻张力下进行缝合。可置局部止血剂于牙槽窝，如氧化纤维素或局部蘸以凝血酶的吸收性明胶海绵或微纤维胶原。如这些方法均无效，应找寻全身性原因（即出血性素质，如血友病等）。

28. 我的牙不好，全拔了镶全口行不行

口腔内能保存的牙齿越多，即使是牙根（保留一颗牙周膜完好的残根可保持对牙槽骨的生理刺激，防止牙槽骨萎缩，延缓衰老），修复缺失牙的难度越小，修复的效果也越好。世界卫生组织在 2008 年提出"8020 计划"，即 80 岁应保留 20 颗能正常咀嚼的真牙，这是非常有道理的，我们应该尽力保留好原生牙。

29. 我的牙疼了、松动了，直接拔掉，行吗

牙齿的疼痛、松动可以由很多因素引起，一般可以通过对因、对症的牙体、牙周甚至镶复的治疗保存。拔牙只是治疗病牙的

方式之一，一般来说除非牙根部都烂掉了或者患牙的牙槽骨吸收多于根长的 2/3 才需要拔。但牙齿拔掉以后会引起一系列的反应，如咀嚼功能的丧失，邻近牙齿的移位，美观的缺损等，所以应慎重选择。

30. 想镶牙，都有哪些修复方法可以选择

有可摘义齿（局部或全口假牙）、固定义齿（烤瓷牙）、种植修复（牙槽骨内植入种植体后行冠修复）。

31. 拔牙后多久能镶牙

（1）可摘局部义齿：拔牙后 2～3 个月。

（2）固定义齿：拔牙后 3 个月左右。

（3）种植牙：拔牙后即刻种植或拔牙后 4 个月左右。

32. 想镶牙应该挂什么号

如果在医院就诊可以挂修复科，注意，请去正规的医院或牙科诊所。

33. 固定假牙和可摘假牙有什么不一样，有什么优缺点

可摘假牙较便宜，损伤邻牙少，但美观效果和咀嚼功能方面较差，异物感强。固定义齿与此相反。

34. 戴可摘假牙需要注意些什么

应注意清洁，每天夜间应摘下泡于清水或专用药水中。

35. 哪些牙齿在根管治疗后应该做全冠修复

对于杀神经的牙来说，一般都应该做全

冠修复以免冠折导致治疗失败。

36. 固定义齿修复患者该注意什么

 应加强口腔卫生保健，避免食用过硬的食物。

37. 假牙比真牙更好用吗

 假牙无法替代真牙的全部功能，故在现在的治疗原则中包括尽量保留天然牙。

38. 戴上假牙总是恶心怎么办

 义齿毕竟是异物，需要约两周或几个月（固定的适应快点，活动的就要慢点）的时间进行适应，可以自己用牙刷触摸软腭等容易引发恶心的部位以尽早适应。

39. 老年患者佩戴活动假牙后总是痛，不敢咬合怎么办

在戴上假牙两周内有疼痛的部位需要复诊进行调改，如果是旧的义齿也可因为材料磨损、义齿变形而造成疼痛，需要调改或重新制作。

40. 佩戴活动假牙后总是松动脱落怎么办

如果在掌握正确的使用方法后仍容易脱落，则可能存在缓冲不足、咬合平衡不满意等情况，需要进一步调改。

41. 全口假牙应该多久更换一次

全口义齿的使用寿命一般在 5～10 年，但具体更换时间还需根据患者的口腔状况和义齿的使用情况来决定。如果义齿出现松

动、磨损、变形等问题，应及时就诊，由医生评估是否需要更换。

42. 全口假牙戴不住，重镶还是不行，该怎么办

可能是牙槽骨过于低平，无法产生固位力造成的，可以选择生物功能性义齿（biofunctional prosthetic system，BPS）或者全口种植假牙。

43. 什么是生物功能性义齿

生物功能性义齿是一种新型的义齿，它采用生物材料制成，具有与人体组织相似的生物相容性和生物功能性。与传统的义齿相比，生物功能性义齿更加舒适、自然，能够更好地恢复患者的咀嚼功能和面部美观度。

生物功能性义齿的制作过程需要根据患者的口腔状况和需求进行个性化定制，因

此，需要专业的口腔医生进行设计和制作。

44. 牙颈部缺损，有的漏神经甚至折断是什么原因

牙颈部楔状缺损的病因包括如下几种。

（1）刷牙方法不当：使用硬毛牙刷、横向刷牙等不良刷牙习惯会导致牙颈部磨损，形成楔状缺损。

（2）酸性物质侵蚀：酸性物质如碳酸饮料、酸性食物等会侵蚀牙釉质，导致牙颈部磨损。

（3）牙颈部结构薄弱：牙颈部釉质和牙骨质的厚度较薄，容易受到磨损。

（4）牙周病：牙周病会导致牙槽骨吸收，牙颈部暴露，容易受到磨损。

45. 老年人挂钩老是疼痛，不敢大张嘴，开口异响及受限，什么病

可能是颞下颌关节病。颞下颌关节由颞骨的下颌关节凹、下颌骨的髁状突、二者之间的关节盘、关节四周的关节囊和关节韧带组成。常见的疾病有以下 3 种。

（1）颞下颌关节紊乱综合征。

（2）颞下颌关节强直。

（3）颞下颌关节脱位。

颞下颌关节病有哪些表现？

双侧颞下颌关节疼痛、关节弹响、张口受限。

颞下颌关节病怎么治疗？

理疗、合板、封闭、内镜、手术，但治疗应从保守治疗开始。

理疗是什么？

通过远红外线、超短波、离子导入等方

法达到促进局部组织炎症消退的治疗手段。

46. 为什么有的脑梗老人爱掉下巴

脑梗老人经常掉下巴是因为脑梗导致面部神经受损，面部神经控制着面部肌肉的运动，包括下巴的运动。当脑梗导致面部神经受损时，面部肌肉的运动就会受到影响，导致下巴无法正常运动，从而出现掉下巴的现象。

47. 掉下巴了该怎么办

掉下巴是指颞下颌关节脱位，通常是由于外力、牙齿咬合不良、关节疾病等原因引起的。如果出现掉下巴的情况，可以尝试以下方法进行复位。

（1）保持冷静，避免用力咬合或说话，以免加重关节损伤。

（2）找一个舒适的姿势，如坐在椅子

上，将头部向后仰，使下颌关节放松。

（3）用手指轻轻按压下颌关节，使其复位。如果无法自行复位，可以寻求专业医生的帮助。

需要注意的是，如果经常出现掉下巴的情况，建议及时就医，查明原因并进行治疗。

48. 什么是三叉神经痛

三叉神经痛是三叉神经分布区放射样、阵发性剧烈疼痛，以有扳机点为其特征。主要表现为一侧面部阵发性剧烈疼痛、有"一触即发"之"扳机点"、神经系统检查无阳性体征、疼痛刻板的周期性发作，一般无自愈性。

49. 三叉神经痛如何治疗

药物治疗、射频热凝治疗、手术治疗。

药物治疗通常使用卡马西平和奥氮平等抗癫痫药物。射频热凝治疗是通过射频电流产生热能，使神经纤维凝固，从而达到治疗目的。手术治疗包括微血管减压术和神经切断术等。

具体治疗方案需要根据患者的具体情况和医生的判断来确定。

50. 为什么老年女性容易口干、舌头发红疼痛

可能是由于以下原因。

（1）口腔干燥症： 随着年龄的增长，唾液腺的功能逐渐减弱，导致唾液分泌减少，从而引起口干、舌干疼痛等症状。

（2）药物副作用： 一些药物，如抗抑郁药、抗高血压药等，可能会导致口干、舌干疼痛等副作用。

（3）疾病： 如念珠菌感染、糖尿病、

干燥综合征等，也可能会导致口干、舌干疼痛等症状。

（4）口腔卫生不良：如牙周病、龋齿等，也可能会导致口干、舌干疼痛等症状。

因此，老年女性如果出现口干、舌头发红疼痛等症状，建议及时就医，查明原因并进行对症治疗，切不可在家自行服用抗生素等药物，这样可能会导致病情加重。

参考文献

[1] 刘洪臣．老年人口腔健康的 10 项指标．中华老年口腔医学杂志，2019，17（1）．

[2] 王兴．第四次全国口腔健康流行病学调查报告．北京：人民卫生出版社，2018．

[3] 李凌，高艳蕾，曾远盼，等．门诊老年人流行性口腔黏膜病学调查．全科口腔医学杂志，2015，2（11）．

[4] 刘洪臣．危害老年人口腔健康的主要黏膜病．中华老年口腔医学杂志，2013，11（6）．

[5] 古建昌，宋继武，刘云，等．1990—2019 年我国口腔癌疾病负担及其变化趋势分析．中国预防医学杂志，2022，23（6）．

[6] 刘洪臣，王左敏．中国口腔健康发展报告．北

京：社会科学文献出版社，2023.

[7] 赵铱民，周永胜，陈吉华.口腔修复学.北京：人民卫生出版社，2020.

[8] 易鹏，张敬雷，刘慧芬.口腔种植在口腔修复中的应用效果.中外医疗，2023，4（5）.

[9] 罗军耀，戴本华，罗祺琪.口腔修复在牙列缺损治疗中的效果研究.基础医学理论研究，2022，4（1）：31-33.